Ewald Rahn und Karsten Giertz

Borderline verstehen und bewältigen

Das Begleitbuch für Therapie
und Selbsthilfe

Ewald Rahn und Karsten Giertz

Borderline verstehen und bewältigen

Das Begleitbuch für Therapie und Selbsthilfe

Balance Verlag

ISBN: 978-3-86739-335-5

ISBN E-Book (PDF): 978-3-86739-340-9

ISBN E-Book (EPUB): 978-3-86739-341-6

Hinweis: Die Handelsnamen der besprochenen Medikamente sind mit dem Zeichen® gekennzeichnet. Aus dem Fehlen dieser Kennzeichnung darf aber nicht auf die freie Verwendbarkeit eines Medikamentennamens geschlossen werden, es kann sich um gesetzlich geschützte Warenzeichen handeln, die nicht ohne Weiteres benutzt werden dürfen. Bei allen Angaben über Indikationen, Kontraindikationen, erwünschte und unerwünschte Wirkungen, Dosierungsanweisungen und Applikationsformen haben die Autoren sich um äußerste Sorgfalt bemüht. Verlag und Autoren können aber für diese Angaben keine Gewähr übernehmen. Derartige Angaben müssen vom jeweiligen Anwender im Einzelfall auf ihre Richtigkeit überprüft werden. Bitte lesen Sie dazu den Beipackzettel und fragen Sie Ihre Ärztin oder Ihren Arzt.

Bibliografische Informationen der Deutschen Nationalbibliothek

Die Deutsche Nationalbibliothek verzeichnet diese Publikation in der Deutschen Nationalbibliografie; detaillierte bibliografische Daten sind im Internet über http://dnb.d-nb.de abrufbar.

Der BALANCE buch + medien verlag ist ein Imprint der Psychiatrie Verlag GmbH.

Lektorat: Uwe Britten, Eisenach

Umschlagkonzeption: Michael Schmitz, Arnbruck, www.grafikschmitz.de, unter Verwendung eines Fotos von AllzweckJack / photocase.de

Typografiekonzept: Iga Bielejec

Typografieanpassung und Satz: Alexander Klar, Gülstorf

Druck und Bindung: Plump Druck & Medien GmbH, Rheinbreitbach

Bewältigung und Überwindung von Krisen 30

Haltungen verändern 39

Veränderungen durchführen 44

Die Übungen in diesem Buch finden Sie zusätzlich als digitales Downloadmaterial. Der URL-Link lautet:
https://balance-verlag.de/product/borderline-verstehen-und-bewaeltigen-begleitbuch/
Das Passwort für den Zugriff auf das Material finden Sie auf Seite 102.

Einführung

Wer bei sich eine Borderlinestörung festgestellt oder sie diagnostiziert bekommen sowie den Entschluss gefasst hat, etwas Grundlegendes in seinem Leben zu verändern, lässt viel Mut, Zuversicht und Hoffnung erkennen. Die Bewältigung einer Borderlinestörung ist ein langer Prozess mit Höhen und Tiefen, mit Momenten tiefer Verzweiflung, aber auch mit einem Gefühl der Freude und Erleichterung bei der allmählichen Verbesserung der Symptome. Die Störung erzeugt also ein Wechselbad der Gefühle, sie stürzt die Betroffenen in Krisen, erzeugt Selbstzweifel und Misstrauen und erscheint oft unbezwingbar. Und doch: Am Ende dieses langen Weges wird sich die Lebensqualität und die persönliche Lebenszufriedenheit wesentlich verbessert haben. Das ist der Lohn der persönlichen Arbeit an sich selbst.

Als Ergänzung zum Ratgeber *Borderline verstehen und bewältigen* möchten wir in diesem Buch für Menschen mit einer Borderlinestörung, ihren Angehörigen und ihren professionellen Unterstützenden einen praktischen Überblick über die verschiedenen Möglichkeiten und Aktivitäten geben, die sich bei der Bewältigung der Erkrankung bewährt haben, und dabei vermitteln, mit welcher Haltung man gemeinsam der Erkrankung begegnen kann. Langfristig können die hier zusammengetragenen Aktivitäten zu einer deutlichen Verbesserung führen und helfen, sich der Erkrankung nicht mehr hilflos ausgeliefert zu fühlen. Die Auswahl der Übungen entstammt verschiedenen Quellen und kann nur einen ersten Eindruck davon vermitteln, wie eine aktive Bewältigung der Erkrankung aussehen kann.

Die Übungen lehnen sich an verschiedene therapeutische Verfahren an und erlauben damit auch einen ersten Einblick, welche Themen bei der Psychotherapie der Erkrankung bearbeitet werden sollten. Sie beziehen sich aber ebenso auf die Möglichkeiten zur Selbsthilfe und die Gewährleistung sozialer Unterstützung. Betrachten Sie die Übungen daher als Anregungen. Es kann sein, dass Ihnen einzelne Übungen nicht behagen oder sogar belastend sind. Sie können alle Übungen jederzeit abbrechen, eine Pause einlegen oder natürlich die Übung überspringen.

Im ersten Abschnitt geben wir einen Überblick über die Grunderfordernisse in jeder Therapie und stellen die therapeutischen Methoden im Einzelnen vor. Danach werden wir Therapieerfahrungen zusammenfassen. Diese Kapitel sind nicht zuletzt durch Befragungen von Klientinnen und Klienten entstanden, sodass sich viele persönliche Erfahrungen widerspiegeln. Weil gerade in psychiatrischen Kontexten immer wieder die Frage nach den medikamentösen Möglichkeiten auftritt, beenden wir das Buch mit einem Kapitel auch zu diesem Thema.

Wir hoffen, den Leserinnen und Lesern mit diesem praktischen Buch viele Anregungen für die persönliche Entwicklung im weiteren Leben zu bieten.

Ewald Rahn und *Karsten Giertz,* im Sommer 2023

Die Erkrankung erkennen

Die Symptome der Borderlinestörung sind vielfältig, treten in sehr unterschiedlicher Intensität und auch bei Menschen auf, die im engeren Sinne keine Borderlinestörung haben. Ohnehin ist der Übergang zu Krankheitssymptomen oft fließend. Manche Personen erkennen die Störung nicht, weil sie die Gründe für die Probleme in der Umwelt suchen oder allein auf ein persönliches Versagen zurückführen. Andere werden im Rahmen von Krisen wiederum viel zu schnell als »Borderliner« etikettiert.

Die Störung zeigt sich in zwischenmenschlichen Beziehungen und im Selbstbild. Ein zentrales Element ist die emotionale Instabilität und eine damit verbundene Unsicherheit, zu bewerten und bewertet zu werden. Das erschwert die Bildung stabiler zwischenmenschlicher Beziehungen und erzeugt Misstrauen sowie eine spezifische zwischenmenschliche Empfindsamkeit. In diesem Spannungsfeld nimmt die Stresstoleranz erheblich ab – einer der Hauptgründe für häufige krisenhafte Zuspitzungen.

Für alle Beteiligten ist es zur Bewältigung der Probleme notwendig, sich mit der Krankheit auseinanderzusetzen und deren Auswirkungen auf das subjektive Erleben und Verhalten zu erkennen.

Die Borderlinestörung macht sich auf vielfältige Weise bemerkbar. Sie lässt sich dadurch nicht leicht erkennen. Es gibt Kernsymptome, die in unterschiedlichem Ausmaß bei jedem von der Störung Betroffenen beobachtet werden können, und vielfältige Begleiterscheinungen, die sehr von Person zu Person variieren, jedoch oft nicht weniger leidvoll erlebt werden. Um vom klinischen Modell der Störung profitieren zu können, ist es mit einem ersten Schritt hilfreich, sich mit deren diagnostischen Kriterien auseinanderzusetzen. Nur so können das subjektive Erleben und das Wissen über die Erkrankung in Beziehung gesetzt werden. Die diagnostischen Kriterien der Störung finden sich in diagnostischen Klassifkationen, die in der Medzin dazu dienen, die einzelnen Erkrankungen möglichst zuverlässig einzuordnen. In Deutschland wird meist die ICD der Weltgesundheitsorganisation verwendet, in den USA dagegen vowiegend das DSM, das psychische Erkrankungen etwas genauer abbildet.

Im DSM wurden auch zuerst die verwendeten neun Kriterien veröffentlicht, die heute noch zur Diagnose herangezogen werden können. Wenigstens fünf dieser Kriterien müssen dafür zutreffen (die Selbstaussagen zu jedem Kriterium sind als Beispiele gemeint).

ÜBUNG 1 Die Krankheit erkennen und ansprechen

Ich lenke mich oft mit Kontakten von mir selber ab.

Kriterium 1: verzweifeltes Bemühen, tatsächliches oder vermutetes Verlassenwerden zu vermeiden. Beachte: Hier werden keine suizidalen oder selbstverletzenden Handlungen berücksichtigt, die in Kriterium 5 enthalten sind.

stimmt überhaupt nicht 1 2 3 4 5 stimmt vollständig

Meine Beziehungen halten selten lang, sind sehr wechselhaft und oft von krisenhaften Zuspitzungen geprägt. Ich gerate oft an die Falschen.

Kriterium 2: Ein Muster instabiler, aber intensiver zwischenmenschlicher Beziehungen, das durch einen Wechsel zwischen den Extremen der Idealisierung und Entwertung gekennzeichnet ist.

stimmt überhaupt nicht **1 2 3 4 5** stimmt vollständig

Im Inneren bin ich sehr ängstlich und unsicher. Ich habe den Eindruck, dass andere mir in vielen Dingen überlegen sind und beneide sie deswegen.

Kriterium 3: Identitätsstörung: ausgeprägte und andauernde Instabilität des Selbstbildes oder der Selbstwahrnehmung.

stimmt überhaupt nicht 1 2 3 4 5 stimmt vollständig

Ich mache oft Dinge, die ich wenig später bereue.

Kriterium 4: Impulsivität in mindestens zwei potenziell selbstschädigenden Bereichen (Geldausgaben, Sexualität, Substanzmissbrauch, rücksichtsloses Fahren, »Fressanfälle«). Beachte: Hier werden keine suizidalen oder selbstverletzenden Handlungen berücksichtigt, die in Kriterium 5 enthalten sind.)

stimmt überhaupt nicht 1 2 3 4 5 stimmt vollständig

Wenn ich gestresst bin und unter starken inneren Spannungen leide, mache ich in der Not Dinge, die mir eigentlich Schaden zufügen. Dann beschäftige ich mich auch damit, so nicht mehr leben zu wollen.

Kriterium 5: Wiederholte suizidale Handlungen, Selbstmordandeutungen oder -drohungen oder Selbstverletzungsverhalten.

stimmt überhaupt nicht 1 2 3 4 5 stimmt vollständig

Ich bin oft launig, leide unter Stimmungsschwankungen und kann dann nicht viel mit mir anfangen. Ich leide immer wieder unter nervöser Anspannung, bin reizbar und kränkbar, auch bei Kleinigkeiten. Auch habe ich Ängste, die Kontrolle zur verlieren.

Kriterium 6: Affektive Instabilität infolge einer ausgeprägten Reaktivität der Stimmung (etwa hochgradige episodische Dysphorie, Reizbarkeit oder Angst, wobei diese Verstimmungen gewöhnlich einige Stunden und nur selten mehr als einige Tage andauern).

stimmt überhaupt nicht **1 2 3 4 5** stimmt vollständig

Ich habe oft keinen richtigen Kontakt zu mir selbst und anderen, fühle mich fremd im eigenen Körper und weiß nicht, was ich eigentlich möchte.
Kriterium 7: Chronische Gefühle von Leere.
stimmt überhaupt nicht 1 2 3 4 5 stimmt vollständig

Ich bin immer wieder wütend auf alles und jedes, fange Streit an, verhalte mich feindselig und bin mit allem unzufrieden.
Kriterium 8: Unangemessene, heftige Wut oder Schwierigkeiten, die Wut zu kontrollieren (etwa häufige Wutausbrüche, andauernde Wut, wiederholte körperliche Auseinandersetzungen).
stimmt überhaupt nicht 1 2 3 4 5 stimmt vollständig

Unter Stress habe ich manchmal das Gefühl, dass alles fremd wird, ich abhebe und keine Filter mehr besitze, um mich von meiner Umgebung abzugrenzen. Auch kann mich ein großes Misstrauen erfassen und ich fühle mich von allen und jedem beeinträchtigt.
Kriterium 9: Vorübergehende, durch Belastungen ausgelöste paranoide Vorstellungen oder schwere dissoziative Symptome.
stimmt überhaupt nicht 1 2 3 4 5 stimmt vollständig

Auswertung:
- Welche der aufgeführten Kriterien treffen bei Ihnen vollständig zu?
- Gilt das für mindestens fünf Kriterien?
- In welchem Ausmaß spielen die Kriterien in Ihrem Alltag eine Rolle?
- Wenn Sie Ihre Beschäftigung mit den diagnostischen Kriterien nochmals Revue passieren lassen – finden Sie die Diagnose Borderlinestörung bestätigt?

In der Weiterentwicklung der diagnostischen Kriterien werden in den neueren Ausgaben der Klassifikationen die Kernbereiche (Selbstbild und zwischenmenschliche Fertigkeiten) der Störung noch anschaulicher beschrieben:

A. **Identität:** Negatives Selbstbild, oft mit exzessiver Selbstkritik; chronische Gefühle innerer Leere; durch Belastung ausgelöstes Entfremdungserleben.

B. **Selbststeuerung:** Instabilität in Zielsetzungen, Vorlieben, Wertvorstellungen und beruflichen Plänen.

C. **Einfühlsamkeit:** Eingeschränkte Fähigkeit, die Gefühle und Bedürfnisse anderer Personen zu erkennen, verbunden mit zwischenmenschlicher Überempfindlichkeit (etwa eine Neigung, sich geringgeschätzt oder beleidigt zu fühlen); die Wahrnehmung anderer mit ihren negativen Eigenschaften oder Empfindlichkeiten.

D. **Nähe:** Intensive, aber instabile und konfliktreiche enge zwischenmenschliche Beziehungen, die durch Misstrauen, Bedürftigkeit und ängstliche Beschäftigung mit tatsächlichem oder vermeintlichem Verlassenwerden gekennzeichnet sind; nahe Beziehungen werden oftmals in Extremen von Idealisierung und Abwertung erlebt und abwechselnd zwischen übergroßer Nähe und Rückzug.

Gehen Sie diese Beschreibungen ergänzend zu den diagnostischen Kriterien durch und stellen Sie sich der Frage, inwieweit Sie diese Beschreibungen in Ihrem subjektiven Erleben wiederfinden und wo nicht.

ÜBUNG 2 Sich der Erkrankung stellen

Versuchen Sie, Ihre subjektive Erfahrung der Erkrankung in einem Satz zu sagen, beispielsweise: »Borderline ist wie das Schwimmen in einem reißenden Fluss, mit einer Strömung, die mich weiter vom Ufer zu entfernen droht.«

ÜBUNG 3 Das Erleben einzelner Symptome, Transfer in den Alltag

Kommen Sie nochmals auf die Symptome zurück, die Sie an sich oder an einem anderen wahrgenommen haben. Versuchen Sie, so präzise wie möglich zu beschreiben, wie Sie das Symptom erlebt haben. Fragen Sie einen vertrauten Menschen nach dessen Wahrnehmung der Symptome.

ÜBUNG 4 Analyse der Problembereiche

Betrachten Sie die geschilderten Problembereiche und überlegen Sie, welche Probleme bei Ihnen durch die Erkrankung entstanden sind. Welche der geschilderten Bereiche treffen zu, welche nicht? Gibt es noch weitere Problembereiche, die Sie mit der Krankheit in Verbindung bringen?

ÜBUNG 5 Reflexion der Veränderungen und eventueller stagnierender Verhaltensweisen

Erzählen Sie sich und anderen, wie sich Ihre Erfahrungen mit der Erkrankung im Laufe der Zeit verändert haben. Was hat sich verbessert, was hat sich zugespitzt?

Verbesserungen:

____

____

____

____

____

____

Stagnation oder Zuspitzung:

Wahrnehmung und Gefühle

Die Bewältigung der Borderlineerkrankung setzt für die Betroffenen einen vertieften Umgang mit sich selbst voraus. Nur so können die Auswirkungen der Störung auf das Erleben und Verhalten sowie auf den Körper erkannt werden, gleichzeitig auch die Möglichkeiten, der Erkrankung etwas entgegenzusetzen, etwa um Alternativen zu finden oder Widerstandskräfte zu stärken.

Gerade bei der Borderlineerkrankung spielt die Verbindung von Körper und Psyche eine wichtige Rolle. In der Vermittlung zwischen Körper und Psyche nehmen Gefühle eine wichtige Rolle ein, sie helfen uns, das Erlebte einzuordnen. Sie beeinflussen damit nicht nur unsere Gedanken und unser Verhalten, sondern auch unser körperliches Erleben. Gefühle wie Trauer, Ärger, Angst, Ekel, Freude, Überraschung sind angeboren, werden aber im Rahmen der Entwicklung erweitert, etwa zu Scham, Schuld, Hoffnung, Liebe und Enttäuschung. Gefühle wirken sich auf unser Erleben und Verhalten aus, geben uns in wichtigen Situationen eine Orientierung und schützen den Körper (etwa Fluchtverhalten in gefährlichen Situationen, Ekel zur Verhinderung einer Vergiftung durch verdorbene Speisen, Ärger und Liebe zur Regulation zwischenmenschlicher Beziehungen).

Langfristiges Erleben von Belastungen oder dem Verlust der Kontrolle wirken sich gesundheitlich beeinträchtigend auf den Körper aus. Umgekehrt hat auch die körperliche Verfassung einen wichtigen Einfluss auf unser emotionales Wohlbefinden sowie auf unsere Gedanken. Schlafmangel, Erschöpfung oder körperliche Erkrankungen nehmen Einfluss auf unsere emotionale Gestimmtheit. Es kommt vermehrt zu unangenehmen Gefühlen und

Gedanken sowie zu sozialem Rückzug als Schutzreaktionen, um weitere Belastungen zu vermeiden. Auch unsere Empfindlichkeit gegenüber Stress, sozialen Konflikten oder Zurückweisung nimmt in solchen Situationen zu. Darüber hinaus ist unsere Wahrnehmung durch negative Gedanken geprägt. Indem wir die Welt durch diese Brille betrachten, sind wir auch anfälliger dafür, die Absichten und Interessen anderer Menschen falsch oder unangemessen zu interpretieren.

Bei Betroffenen mit einer Borderlineerkrankung sind die Schwierigkeiten, Gefühle zu regulieren, besonders ausgeprägt. Gerade in Krisensituationen fühlen sie sich ihren Gefühlen komplett ausgeliefert und können oftmals sowohl bezüglich der emotionalen als auch der körperlichen Ebene nicht genau beschreiben, was in ihnen vor sich geht. Das Gefühlschaos äußert sich in einer intensiven, unerträglichen körperlichen Anspannung. Keine Kontrolle über seine eigenen Gefühle zu haben, kann zusätzlich Ängste und Verzweiflung auslösen.

In diesem Kapitel geht es daher um Übungen, die sich speziell mit der Wahrnehmung von Gefühlen und Körperempfindungen sowie mit der Verbindung zwischen diesen beiden Ebenen beschäftigen. Die Übungen können dabei helfen, ein besseres Verständnis von sich selbst zu entwickeln. Das Erkennen der Auswirkungen der Störung auf die Gefühle und auf den Körper kann allmählich dazu beitragen, in schwierigen Situationen die Kontrolle zu behalten.

Es gibt verschiedene Möglichkeiten, dem Zusammenwirken von Gefühl und Körper auf die Schliche zu kommen. Entspannungsverfahren beispielsweise machen deutlich, in welchem Ausmaß psychische Abläufe das Körperempfinden beeinflussen können. Imagination aktiviert die Erinnerung an angenehme oder unangenehme Erfahrungen, die auch das Körpererleben geprägt haben. Achtsamkeit hilft, den Gebrauch der Sinne zu üben und damit nochmals einen anderen Weg zu finden, um mit dem eigenen Körper, aber auch mit der Umwelt in Kontakt zu kommen.

Achtsamkeit bedeutet zunächst eine intensive Wahrnehmung des eigenen Körpers sowie der Umwelt, ohne die eigenen Erfahrungen zu bewerten. Es bedeutet darüber hinaus, sich auf das Hier und Jetzt zu konzentrieren. Man kann zwischen einer inneren und einer äußeren Achtsamkeit unterscheiden.

ÜBUNG 6 A Atemübung zur inneren Achtsamkeit

Tiefes Atmen ist ein jederzeit verfügbares »Werkzeug«, um mit intensiven Gefühlen umzugehen. Es kann überall eingesetzt werden (in der Schule, am Arbeitsplatz, im Bus, in der Warteschlange etc.).

Tiefe Bauchatmung: Legen Sie sich, wenn möglich, mit dem Bauch auf den Boden, die Arme locker um den Kopf herumgelegt. Nehmen Sie einen tiefen Atemzug durch die Nase und atmen Sie langsam durch den Mund wieder aus, wobei Sie das Ausatmen möglichst lang ausdehnen. Wenn Sie durch die Nase einatmen, merken Sie, dass Ihr Bauch sich gegen den Boden drückt. Beim langsamen Ausatmen durch den Mund hingegen fühlen Sie, wie Ihr Bauch sich nach oben bewegt. Üben Sie dies, solange Sie ohne Schwierigkeiten ein- und ausatmen können. Drehen Sie sich jetzt auf den Rücken und legen Sie ein kleines Buch auf Ihren Bauch. Während Sie durch die Nase einatmen, bewegt sich das Buch nach oben. Wenn Sie langsam durch den Mund ausatmen, sinkt das Buch wieder hinunter.

Zählen während des Atmens: Nachdem Sie sich die erste Methode angeeignet haben, fangen Sie an, während des Ein- und Ausatmens zu zählen. Zählen Sie beim Einatmen durch die Nase und beim Ausatmen durch den Mund jeweils bis 4. Wenn Sie dies ohne Schwierigkeiten schaffen, zählen Sie beim Einatmen bis 4 und beim Ausatmen bis 8. Danach zählen Sie beim Einatmen bis 4 und beim Ausatmen bis 12. Zum Schluss versuchen Sie, beim Einatmen bis 4 und beim Ausatmen bis 16 zu zählen.

ÜBUNG 6 B Wahrnehmungsübung zur äußeren Achtsamkeit

Betrachten Sie ein Glas sprudelnden Mineralwassers und die darin aufsteigenden kleinen Bläschen für etwa drei Minuten. Verfolgen Sie einzelne Bläschen vom Entstehungsort bis zur Oberfläche. Stellen Sie sich vor, jedes der Bläschen sei eine Sorge von Ihnen.

ÜBUNG 7 Gefühle beschreiben

Die Borderlinestörung ist mit einer emotionalen Instabilität verbunden. Deswegen ist die Beschäftigung mit der Entstehung und den Auswirkungen von Gefühlen für die Bewältigung der Störung wichtig. Gefühle haben einen körperlichen Aspekt (Herzrasen, Verspannungen etc.) und stoßen Verhaltensweisen an, können dabei aber auch subjektiv wahrgenommen und benannt werden. Letzteres ist vor allem wichtig, wenn das emotionale Erleben anderen Personen vermittelt werden soll.

Versuchen Sie, die Gefühle Trauer, Ärger, Angst, Ekel, Freude, Scham, Hoffnung, Liebe und Enttäuschung zu beschreiben. Gehen Sie dabei in folgenden Schritten vor:

1. Erinnern Sie eine Episode, in der das jeweilige Gefühl aller Wahrscheinlichkeit nach wirksam war.

   ____

   ____

2. Legen Sie die Stärke des Gefühls auf einer Skala von 1–10 fest.

   ____

   ____

3. Beschreiben Sie das Körpergefühl, das Sie mit dem Gefühl verbinden.

   ____

   ____

4. Versuchen Sie, sich an die Sinneswahrnehmung zu erinnern, die mit dem Gefühl verbunden war.

   ____

   ____

5. Versuchen Sie, dem Gefühl eine Farbe und eine Musik zuzuordnen.

____

____

Viele Gedanken beschäftigen sich mit der eigenen Person und sind dabei sehr von der jeweiligen Emotion geprägt, etwa vom Ärger, der sich einstellt, wenn man seine Hausschlüssel liegen gelassen hat. Gedanken stellen entsprechend häufig Bewertungen dar.

Gedanken: Bei der Borderlinestörung erzeugen starke Gefühle auch starke Gedanken, die aber oft negativ und verzerrt sind. Die Gedanken können unsere Wahrnehmung sogar so weit prägen, dass die Wirklichkeit und die Gedanken miteinander verschmelzen und die Gedanken zur Wirklichkeit werden. Gedanken verlieren damit einen wesentlichen Teil ihres Nutzens, um die Wirklichkeit aus verschiedenen Blickwinkeln betrachten zu können.

ÜBUNG 8 Gedanken betrachten

Listen Sie Gedanken über sich selbst auf, die eine positive emotionale Verfassung ausdrücken. Dann verfahren Sie im gleichen Sinn im Hinblick auf eine negative emotionale Verfassung.

ÜBUNG 9 Negative und verzerrte Gedanken erkennen

Gerade bei einer hohen inneren Anspannung verändern sich die Gedanken. Es treten häufiger negative Gedanken auf oder die Gedanken sind verzerrt und einseitig. Erinnern Sie eine stressreiche Situation und listen Sie die negativen und verzerrten Gedanken auf, die in dieser Situation aufgetreten sind.
Verzerrte Gedanken sind Fehlinterpretationen einer Situation:

- wenn man die Absicht einer anderen Person vorschnell aufgrund einer Äußerung deutet,
- wenn man etwas verstanden haben will, was aber so nie gesagt worden ist.

Als negative Gedanken lässt sich etwa denken,

- dass etwas oder jemand nicht in Ordnung ist,
- dass Freunde, Familie, Helfer wütend auf Sie sind und/oder Sie quälen wollen,
- dass sich niemand für Sie interessiert, auch wenn sich alle in Wirklichkeit sogar sehr um Sie sorgen (aus: Blum u. a. 2013).

ÜBUNG 10 Gedanken sind Gedanken und nicht die Wirklichkeit

In schwierigen Lebenssituationen und unter anhaltenden Belastungen kann es passieren, dass die Gedanken und die Wahrnehmung der Gegenwart miteinander verschmelzen. Die Wahrnehmung wird dann vollständig durch die Gedanken bestimmt und prägt das eigene Urteil. Das kann bis zu einer massiven

Hoffnungslosigkeit und zu Pessimismus führen. In einer solchen Situation ist es hilfreich, die enge Verbindung von Gedanken und Wahrnehmung zu lösen. Machen Sie dazu folgende Übungen:

1. **Gedanken fliegen lassen.**
   Schauen Sie in ein Glas kohlensäurehaltiges Mineralwasser. Nutzen Sie die nach oben strebenden Gasbläschen, um auf Ihre Gedanken zu achten. Folgen Sie den Gedanken so lange, bis sie an der Oberfläche verschwinden.
   Für diese Übung können Sie auch Seifenblasen verwenden und sie bis zum Platzen verfolgen.

2. **Gedanken verfremden.**
   Variieren Sie bei dieser Übung Ihr Verhältnis zu einem Gedanken. Eine Möglichkeit dazu ist, sich den Gedanken auf einen Zettel zu schreiben und in der Nacht unters Kopfkissen zu legen. Lesen Sie sich den Gedanken am nächsten Tag nochmals durch und beurteilen Sie dessen Bedeutung.
   Möglich ist auch, einen Gedanken mehrfach auf einen Klebezettel zu schreiben und an verschiedenen Orten in Ihrer Umgebung anzuheften. Beobachten Sie, in welcher Weise sich die Bedeutung des Gedankens im Laufe der Zeit verändert. Versuchen Sie auch diesen Gedanken in verschiedenen Stimmlagen zu sprechen oder legen Sie diesen Gedanken in den Mund eines Schauspielers, nachdem Sie den Ton des Films abgeschaltet haben. Haben Sie noch andere Ideen, um die Gedanken zu verfremden?

Ressourcen aktivieren

Um Veränderungen angehen zu können, bedarf es nicht nur – wie in den ersten beiden Kapiteln beabsichtigt – einer klaren und ehrlichen Bestandsaufnahme der Probleme und Beeinträchtigungen durch die Borderlineerkrankung, sondern auch der Perspektive auf jene Aspekte, die funktionieren und intakt sind und den Genesungsprozess unterstützen. In der Psychologie wird in diesem Kontext von »Ressourcen« gesprochen. Darunter werden jene Anteile, Stärken, Fähigkeiten und Unterstützungsmöglichkeiten (aus dem Umfeld) verstanden, aus denen Energie, Lösungsideen und Entwicklungspotenziale gewonnen werden können. Ressourcen sind (innere) Kraft- und Widerstandsquellen, die für den Genesungsprozess sowie für die Bewältigung von Krisen mobilisiert werden können.

Es ist wichtig, bei der Bewältigung der Borderlineerkrankung die Ressourcen nicht aus den Augen zu verlieren. Insbesondere in schwierigen Situationen fällt es vielen Betroffenen schwer, ihre Stärken und Fähigkeiten zu nutzen. Oftmals findet in solchen Situationen der Blick auf Probleme und Schwierigkeiten die größte Beachtung. Allerdings ist der Blick auf Ressourcen bei der Bewältigung von Problemen viel wichtiger, weil es sich hierbei um konkrete Faktoren handelt, die bei der Bewältigung von Problemen und zur Förderung der Genesung zielgerichtet eingesetzt werden können.

Deshalb sollen die folgenden Übungen dabei unterstützen, wichtige Ressourcen zu identifizieren, die bei der Lösung von Problemen hilfreich sein können.

ÜBUNG 11 Herausfinden der eigenen Ressourcen und Stärken

Diese Übung dauert etwa fünf Minuten und soll helfen, positive Erfahrungen wieder lebendiger werden zu lassen, um dadurch einen Zugang zu dieser positiven Seite zu erhalten. Möglicherweise werden während der Übung auch negative Erinnerungen wach. Das ist ganz normal und nicht weiter dramatisch. Man sollte ihnen nicht folgen, sondern sich auf die positiven Seiten konzentrieren. Bitte beantworten Sie sich folgende Fragen:
Wann habe ich mich in meinem Leben sehr stabil und psychisch gesund gefühlt?
Häufig ist das die Zeit, die man später als die beste des Lebens bezeichnet. Gehen Sie die Erinnerung an verschiedene Zeiten Ihres Lebens durch. Fällt Ihnen eine Zeit aus Ihrer Kindheit oder Jugend ein? Oder aus dem Erwachsenenalter oder der Gegenwart? Erinnern Sie sich möglichst genau an dieses Gefühl: Wie hat sich mein Körper angefühlt? Wie war mein Gesichtsausdruck? Was habe ich in dieser Zeit getan, wie habe ich den Tag verbracht? Wie geht es mir jetzt, wenn ich mich an diese Zeit erinnere?
Nahezu jeder Mensch findet nach mehr oder weniger intensiver Suche Stärken, die dabei helfen können, sich Anforderungen im Leben zu stellen. Sich diese Stärken und Ressourcen bewusst zu machen kann helfen, darauf auch in kritischen Situationen und unter Stress zurückzugreifen.

ÜBUNG 12 A Ressourcenkarte

In Vorstellungsgesprächen werden Bewerber oft gefragt, welche besonderen Eigenschaften sie auszeichnen. Bei dieser Frage geht es vor allem darum, etwas über die individuellen Stärken des Bewerbers und sein Bild von sich selbst zu erfahren. Extreme Äußerungen wirken dabei unglaubwürdig, weil niemand alles kann, ebenso wenig aber jemand über keinerlei Stärken verfügt. Es ist für einen Bewerber ratsam, sich vor dem Vorstellungsgespräch auf diese Frage vorzubereiten und den möglichen Gesprächsverlauf innerlich durchzugehen.

Stellen Sie sich also solch ein Bewerbungsgespräch vor und überlegen Sie, welche Antwort Sie auf diese Frage geben könnten. Versuchen Sie, in Ihren Antworten möglichst ehrlich zu sein. Nachdem Sie sich auf diese Weise mit Ihren Stärken beschäftigt haben, schreiben Sie Ihre Stärken auf eine Karteikarte, um auf diese Information im Bedarfsfall zurückgreifen zu können.

Im Alltag müssen wir uns verschiedenen Anforderungen stellen. Einiges erweist sich dabei als besondere Herausforderung bzw. erfordert besondere Anstrengungen. Es kann sehr hilfreich sein, sich auf solche Herausforderungen einzustellen und sich zu überlegen, welche Ressourcen zur Verfügung stehen, um sich diesen Herausforderungen gewachsen zu fühlen.

ÜBUNG 12 B Den Ressourcenrucksack packen

Denken Sie darüber nach, welche Herausforderungen in letzter Zeit auf Sie zugekommen sind, denen Sie sich möglicherweise in der Zukunft noch einmal werden stellen müssen. Vielleicht fallen

Ihnen auch neue Herausforderungen ein, die in der nächsten Zukunft bewältigt werden müssen. Beschreiben Sie die Herausforderungen möglichst genau: Welche Aufgaben müssen Sie dabei erledigen?
Überlegen Sie jetzt, welche Ihrer Ressourcen Sie bei der Bewältigung der Herausforderung nutzen können. Vielleicht fällt Ihnen ein, welche Fertigkeiten Sie eventuell noch erwerben können. Packen Sie all diese Fertigkeiten innerlich in einen »Rucksack« (Karteikarte o. Ä.), damit Sie die Ressource zur Verfügung haben, wenn Sie sich der Herausforderung stellen müssen.
Der Zugriff auf Ressourcen lässt sich durch verschiedene Zugangswege erreichen. Dabei ist es sehr nützlich, wenn die Auswirkung der Anwendung einer Fähigkeit praktisch erfahren werden kann und man »ein Gefühl« für die Ressource bekommt. Um eine solche Erfahrung machen zu können, ist ein aktives Vorgehen sinnvoll. Dazu dienen etwa die Durchführung ablenkender und positiver Aktivitäten, die Sammlung und Vergegenwärtigung von Stärken (Würdigungen) und das Setzen positiver und realistischer Ziele und Absichten.

ÜBUNG 13 Positive Aktivitäten, Würdigungen und Absichten

Beschäftigen Sie sich mit für Sie angenehmen Aktivitäten: Welche positiven Eigenschaften finden Sie bei sich und welche positiven Absichten und Ziele haben Sie oder können Sie finden?

1. **Ablenkende und angenehme Aktivitäten:**
   Durch Ihre Aktivität geben Sie der Erkrankung zu verstehen, dass Sie und nicht die Erkrankung Ihr Verhalten be-

herrschen. Ablenkungen geben Ihnen die Möglichkeit, Ihre Aufmerksamkeit so lange auf andere Dinge zu lenken, bis die emotionale Spannung nachlässt. Auch können Sie durch ablenkende Alternativen Ihre innere Balance wiederherstellen, die vorher aufgrund von Überforderung, durch Ärger oder Misserfolge verloren gegangen ist. Sich abzulenken vermittelt die Hoffnung, dass die Krankheit in ihre Schranken gewiesen werden kann und dass emotionale Krisen nach einiger Zeit abklingen. Sie können sich bei diesen Überlegungen Anregungen aus Auflistungen positiver und angenehmer Aktivitäten holen (Beispiel: *http://www.angenehme-ereignisse.de*).

2. **Würdigungen sind Aussagen über Ihre positiven Eigenschaften:**
   Sie treiben wie mit Ruderschlägen Ihr Boot voran, sie lenken Ihre Aufmerksamkeit auf Ihre Fortschritte, auf Ihr Vorankommen. Würdigungen dieser Leistung können auch von anderen Personen kommen, die die positiven Eigenschaften in Ihnen sehen, etwa Ihre Loyalität als Freund, Ihren Humor oder Ihren Fleiß.

3. **Positive Absichten:**
   Diese Absichten zielen auf die Art, wie Sie sein wollen, oder Verhaltensweisen, die Sie sich aneignen möchten. Beispiele dafür sind:
   - Wenn ich etwas nicht will, werde ich Nein sagen.
   - Ich erlaube mir, Fehler zu machen.
   - Ich esse jeden Tag Obst.
   - Ich gehe donnerstags zum Sport.

   Positive Absichten sind wie der Kapitän eines Schiffes, sie geben dem Ganzen Orientierung (aus: Blum u. a. 2013).

ÜBUNG 14 Vom unwirksamen zum wirksamen Handeln

Häufige Misserfolge, die sich trotz mehrfacher Anstrengung wiederholen, führen schnell zu Erschöpfung und Resignation. Dazu passen Sätze wie: »Ich habe doch schon alles versucht, bin aber unfähig, am Ende ist sowieso alles verloren.« Erschöpfung ist allerdings anstrengend und führt nicht selbstverständlich zu einer Erholung. Deshalb ist es wichtig, unwirksames durch wirksames Handeln zu ersetzen.

Dazu ist es in einem ersten Schritt notwendig, sich die gegenwärtigen Barrieren bewusst zu machen und daraufhin zu beurteilen, welche dieser Barrieren tatsächlich gegenwärtig unüberwindbar sind und daher akzeptiert werden müssen. Für die anderen sollten Sie versuchen, ihre Bereitschaft zu ergründen, die Überwindung der Barrieren nochmals anzugehen. Verwenden Sie dazu aber nicht das Vorgehen, das in der Vergangenheit mehrfach nicht zum Erfolg geführt hat. Suchen Sie nach möglichen Alternativen und machen Sie sich einen Plan zum Vorgehen. Überlegen Sie, welche Ressourcen Ihnen dazu zur Verfügung stehen. Vielleicht hat es Sinn, dazu noch weitere Hilfen in Anspruch zu nehmen.

Bewältigung und Überwindung von Krisen

Eine besondere Herausforderung der Borderlinestörung sind die emotionalen Krisen, die als Folge der emotionalen Instabilität auftreten. Emotionale Krisen sind von einem starken inneren Spannungsgefühl begleitet, das oft nur mit massiven Mitteln aufgelöst werden kann. Ein hohes Stressniveau kann durch äußere Rahmenbedingungen bedingt werden, etwa eine besondere Herausforderung oder ein zwischenmenschlicher Konflikt. Bei der Borderlinestörung können aber auch innere Vorgänge Krisen auslösen, beispielsweise innere Leere und die Angst vor dem Alleinsein. In beiden Fällen reduziert das hohe Stressniveau eine angemessene Reaktion auf die Krise.

Die Betroffenen müssen daher lernen, in zwei Schritten vorzugehen, weil zunächst das Stressniveau gesenkt werden muss, damit in einem zweiten Schritt die Ressourcen zur Verfügung stehen, um auf den Krisenanlass zu reagieren. Zur Senkung des Stressniveaus dienen sogenannte Stresstoleranz-Fertigkeiten. Deren Anwendung ist abhängig vom Ausmaß der Spannungen, da die Anwendung der einzelnen Techniken auf dem jeweiligen Stressniveau auch machbar sein sollte. Die Krisenbewältigung und der Umgang mit Stress erfordern die Aneignung zusätzlicher spezifischer Ressourcen, deren Anwendung eine individuelle Auswahl und Übung erfordert.

Als Beispiel sei hier die Fertigkeit »Distanzierung« genannt: Sich innerlich distanzieren zu können ist eine Fertigkeit, um sich für die Bewältigung einer Krise einen bestimmten Ablauf von Reaktionen vorzunehmen und einzuüben. Zu erkennen, in einer Krise zu sein, heißt:

1. **Stopp!** Verändere die Position. Blicke auf ein Objekt und atme tief.
2. **Beobachte:** Was tue ich? Was fühle ich? Was denke ich? Welches Muster beeinflusst mich?
3. **Finde Distanz:** Akzeptiere und gehe zu einem sicheren Ort, lenke dich ab.

Die Verfolgung von Zielen unterliegt starken Schwankungen. Die eigene Kompetenz und die anderer Personen kann dabei unter-, aber auch überschätzt werden. Also kann es zu Überforderungen kommen. Da die Erkrankung den Betroffenen den Zugriff auf eigene Ressourcen erschwert, ist insbesondere in Stresssituationen die Fähigkeit, die Übersicht zu bewahren und gelassen zu bleiben, reduziert.

ÜBUNG 15 In einer emotionalen Krise Distanz finden

Erinnern Sie Ihr Verhalten im Rahmen einer emotionalen Krise. Welche Elemente der zuvor genannten Fertigkeiten haben Sie bereits angewendet? Was müssten Sie ändern, um in einer zukünftigen Krise diese Fertigkeit anwenden zu können?
Beispiel: »Ein sicherer Ort ist für mich zum Beispiel mein Schlafzimmer mit verschlossener Tür, mein Lieblingsstuhl, die Terrasse, der Stadtpark, eine Erinnerung, ein Bild, ein Film, ein Buch etc.

ÜBUNG 16 Sich einen Notfallkoffer zusammenstellen

Einen Notfallkoffer zu packen bedeutet, Dinge zu sammeln, die in einer Krise helfen können, die Spannungen abzubauen. Es ist wichtig:

- tatsächlich einen Koffer oder eine Tasche zu packen, damit im Notfall alles an einer Stelle zu finden ist,
- reale Gegenstände zu besorgen und verfügbar zu halten,
- eine Liste mit Dingen zusammenzustellen, die geholfen haben und helfen können.

Nutzen Sie für den Notfallkoffer eine Tasche, die Sie bequem mit sich führen können. In den Notfallkoffer gehören:

- Dinge zum Festhalten,
- Dinge zur Ablenkung,
- Dinge, um sich zu spüren,
- formulierte Selbstverpflichtungen,
- Fremdhilfemöglichkeiten.

ÜBUNG 17 Wie könnte Ihr persönlicher Notfallkoffer aussehen?

In der Krise fehlen einem oft die Worte, um einer anderen Person das Erleben und die Emotionen zu erklären. Viele Betroffene haben daher den Eindruck, in einer Krise nicht verstanden zu werden, und fühlen sich deswegen einsam und alleingelassen. Es kann daher hilfreich sein, zu lernen, auch in einer Krise in Kontakt mit sich selbst und anderen zu bleiben (siehe dazu auch: Knuf & Tilly 2018).

Die mit der Erkrankung verbundene Stressanfälligkeit führt immer wieder zu krisenhaften Zuspitzungen. Eine wenig entwickelte Stresstoleranz erschwert deren Bewältigung. Unzureichende Bewältigungsstrategien und mangelnde Fähigkeit, sich soziale Unterstützung zu sichern, setzen einen Teufelskreis in Gang, bei dem die inneren Spannungen weiter zunehmen. Viele glauben, von einer Krise in die nächste zu stolpern. Innere Spannungen werden dann zum ständigen Begleiter und die vielen Krisen unterbrechen die Kontinuität des Lebens, zumal es oft lange dauert, bis eine Krise überwunden werden kann. Mit der Zeit macht sich das Gefühl breit, in der eigenen Entwicklung stillzustehen. Das nährt Hoffnungslosigkeit und Resignation

ÜBUNG 18 Erinnern Sie sich an eine emotionale Krise

Beschreiben Sie dazu Ihre Körperempfindungen, die Gefühle, die Sie gespürt haben, und Ihre Gedanken, die in der Krise aufgetaucht sind. Versuchen Sie, die Körperempfindungen, Gefühle und Gedanken nicht zu bewerten. Teilen Sie Ihr Ergebnis mit einem Menschen, dem Sie vertrauen. Prüfen Sie, ob Ihre Beschreibung auch wiedergibt, was Sie während der Krise erlebt haben.

Jeder Mensch ist in der einen oder anderen Form auf soziale Unterstützung angewiesen. Je nach Fragestellung kann zwischen instrumenteller, emotionaler und gedanklicher Unterstützung unterschieden werden.

Der Einfluss der Erkrankung auf die zwischenmenschlichen Fertigkeiten erschwert den Zugang zu den Hilfequellen des sozialen Netzes. Eine gute Zusammenarbeit aller Beteiligten wird dadurch erschwert. So haben Bezugspersonen oft Probleme beim Umgang mit Stimmungsschwankungen, wenden sich ab oder werden wütend. Andere reagieren dagegen überfürsorglich oder vergessen ihre eigenen Grenzen. Betroffene wiederum kämpfen oft mit ihrem Misstrauen, stellen den anderen deswegen auf die Probe und überziehen damit nicht selten ihren Beziehungskredit. Zwischenmenschliche Kommunikation ist darüber hinaus nicht nur durch den Austausch von Informationen gekennzeichnet, sondern sie wird ebenfalls geprägt durch den Austausch von Stimmungen und Emotionen. So kann es durch die Übertragung innerer Anspannungen und Unsicherheiten dazu kommen, dass auch in der Umgebung starke Spannungen und Auseinandersetzungen beobachtet werden können.

Um die starken inneren Impulse auszugleichen, haben viele Betroffene eine Fülle von Kontrollstrategien entwickelt, die sich auf die Beziehungsgestaltung auswirken. Diese Art der Überlebensstrategie führt beim Gegenüber oft zu einem Gefühl des »Manipuliertwerdens«. Daraus resultiert ein mehr oder weniger offen ausgetragener Kampf um Kontrolle. Ähnliches gilt für die Tendenz vieler Betroffener, aus einem Schamgefühl die Auswirkungen der Störung zu verbergen und damit eine offene Beziehungsgestaltung zu erschweren. Viele Partner und Freunde fühlen sich dann getäuscht und ausgenutzt. Das Gefühl, »nicht verstanden zu werden«, kann sich unter solchen Umständen verstärken, ebenso der Eindruck, alles falsch zu machen und anderen unterlegen zu sein.

ÜBUNG 19 Jemanden um Hilfe bitten

Soziale Unterstützung kann bei der Bewältigung einer emotionalen Krise wichtig sein, um nicht von der Krise überwältigt zu werden. Es ist jedoch nicht immer leicht, in einer Krise einen anderen Menschen um Hilfe zu bitten. Beantworten Sie folgende Fragen (aus: Blum u. a. 2013):

- Wann haben Sie das letzte Mal jemanden um Hilfe gebeten? Wen haben Sie gefragt?
- Beschreiben Sie, wie es ist, um Hilfe zu bitten.
- Helfen Sie selbst anderen, wenn diese Sie um Hilfe bitten? Wie helfen Sie ihnen?
- Was ist der Unterschied, wenn andere um Hilfe bitten und wenn Sie es tun?
- Beschreiben Sie, wie leicht oder schwer es für Sie ist, andere um Hilfe zu bitten.
- Was beeinträchtigt Sie, andere um Hilfe zu bitten?
- Welche negativen und verzerrten Gedanken haben Sie in Bezug auf das Bitten um Hilfe?
- Wie lassen sich solche Gedanken korrigieren?
- Wen können Sie um Hilfe bitten?

Eine emotionale Krise zu überwinden bedeutet zunächst, den Schaden zu minimieren. Eine Krise auszuwerten und sich auf zukünftige Krisen vorzubereiten ist erst dann sinnvoll, wenn die Krise abgeklungen ist und sich die Spannung auf einem mittleren Niveau befindet. Dann kann man sich daranmachen, die Krise systematisch auszuwerten.

Grundsätzlich lässt sich aus jeder Krise lernen. Unter Stressbedingungen werden aber viele Informationskanäle geschlossen, was die Auswertung einer Situation erschwert. Die Borderline-störung führt über schnelle und ausgeprägte emotionale Reaktionen zu einem fortwährenden Anspannungszustand. So bleiben wichtige situative Informationen verborgen, Erfahrungen können nicht angemessen ausgewertet werden und erwartete Verhaltensänderungen stellen sich nicht ein.

Aus Not neigen daher viele Betroffene dazu, einmal eingeschlagene Lösungswege ständig zu wiederholen, auch wenn sich diese in der Vergangenheit als unzureichend herausgestellt haben. Die oben bereits beschriebene Tendenz zur Unoffenheit erschwert die Erfahrungsbildung zusätzlich. Die Unsicherheiten im Umgang mit Menschen verstärken das Misstrauen gegenüber anderen. Gut gemeinte Ratschläge verfehlen so ihr Ziel und kehren sich in der Wahrnehmung der Betroffenen ins Gegenteil um.

ÜBUNG 20 Verhaltensanalyse

Stellen Sie sich folgende Fragen:

- Was sind meine persönlichen selbstschädigenden Mechanismen?
- Was kann ich tun, um einer Krise vorzubeugen?
- Wie will ich in Zukunft einer emotionalen Krise begegnen?
- Welches Problemverhalten ist aufgetreten?
- Welche Bedingungen gingen dem Problemverhalten voraus?
- Welche Anfälligkeitsfaktoren haben das Problemverhalten begünstigt (zu wenig Schlaf, ungesunde Ernährung, Alkoholkonsum etc.)?

- Welche Konsequenzen hatte das Problemverhalten?
- An welchen Punkten hätten Sie sich anders verhalten können?
- Welche Fertigkeiten hätten Sie dabei einsetzen können?
- Welche vorbeugenden Strategien fallen Ihnen ein?
- Welche Möglichkeiten haben Sie, die Ereignisse im Rahmen der emotionalen Krise für sich selbst und andere wiedergutzumachen?
- Wie kann ein Angehöriger oder Freund bei einer emotionalen Krise helfen?

Emotionale Krisen stellen nicht nur für den Betroffenen, sondern auch für Angehörige und Helfer eine große Herausforderung dar, eine Herausforderung, die hilflos machen kann. Es hat sich bewährt, sich in einer Krise darauf zu beschränken, nach Fertigkeiten Ausschau zu halten, die bei der Reduktion von Spannungen helfen. Das kann etwa nach diesem Muster erfolgen:

- Wie gehe ich selbst auf einen emotional instabilen Menschen in einer Krise ein?

Stellen Sie dem anderen dann folgende Fragen:

- Wie hoch ist deine Spannung?
- Hast du dich schon mit der Anwendung von Fertigkeiten beschäftigt?
- Welche Fertigkeiten konntest du anwenden und wie kannst du die Fertigkeiten anwenden (siehe unten die Fertigkeitenliste)?
- Kannst du nach der Anwendung der Fertigkeiten mitteilen, wie sich die Spannung dadurch verändert hat?

ÜBUNG 21 Vertrag mit Unterstützern zum gemeinsamen Umgang mit einer Krise

Vereinbaren Sie, wie ein Kontakt während einer Krise hergestellt werden kann. Stellen Sie gemeinsam eine Liste zusammen, welche Fertigkeiten zur Krisenbewältigung zur Verfügung stehen. Vereinbaren Sie ein Vorgehen, wie im Rahmen des Kontakts nach den Fertigkeiten gefragt werden kann. Klären Sie noch, was geschehen soll, wenn die Anwendung von Fertigkeiten zur Bewältigung der Krise allein nicht ausreicht (dazu auch: Blum u. a. 2013).
Die Betroffenen, aber auch ihre Unterstützer müssen dazu wissen, dass in einer Krise die Suche nach deren Ursachen aufgrund des hohen Stressniveaus für die Betroffenen schon eine Überforderung darstellen kann. Die Unterstützer können lediglich den Betroffenen dabei helfen, die Werkzeuge zur Reduktion des Stressniveaus anzuwenden, und dabei auf den zuvor vereinbarten Krisenplan hinweisen.

Haltungen verändern

Durch die emotionale Instabilität bei der Borderlinestörung werden ebenfalls die Haltung zu sich selbst, zu anderen Menschen, die Einstellung gegenüber dem eigenen Leben und den Erwartungen an die Zukunft beeinflusst. Zudem erzeugen die starken Emotionen radikale Gedanken, die nur unvollständig die Wirklichkeit abbilden. So berichten Betroffene nicht selten von verinnerlichten Überzeugungen der Wert- und Hoffnungslosigkeit. Geht die Hoffnung verloren oder stehen negative Erwartungen im Vordergrund, dann kann das die Lebensqualität zusätzlich beeinträchtigen und den Genesungsprozess negativ beeinflussen.

Oft verbergen sich hinter diesen ungünstigen Haltungen auch Muster oder Schemata, die bereits in der Vergangenheit gelernt worden sind und die sich aufgrund wiederholter Erfahrung verfestigt und verselbstständigt haben. Normalerweise geben uns diese Gedankenmuster Orientierung und Sicherheit. Im Alltag werden die Schemata anhand automatischer Reaktionen oder Grundannahmen deutlich und prägen das eigene Verhalten. Kam es in der Vergangenheit aufgrund starker emotionaler Erfahrungen zu solchen Mustern, können diese verinnerlichten Schemata auch aktuell in einer ungünstigen Weise unsere Gedanken und unser Verhalten beeinflussen (dysfunktionale Schemata).

Um den Einfluss dieser negativen Haltungen auf das Selbstbewusstsein und die Lebensqualität zu reduzieren, ist es notwendig, die eigenen Haltungen kritisch zu hinterfragen, worauf die Übung 22 abzielt. Eine Möglichkeit, ungünstige Einstellungen zu überwinden, ist die Formulierung von Gegenargumenten oder alternativen Gedanken wie in Übung 24. Hier geht es darum, den Einfluss dysfunktionaler Schemata auf die Gefühle und Gedanken in Alltagssituationen zu reduzieren.

ÜBUNG 22 Alternativen finden

Versuchen Sie, zu den folgenden Aussagen Alternativen zu finden (Blum u. a. 2013):

- Andere werden auf mich herabsehen, wenn ich einen Fehler mache.
- Es ist ein Zeichen von Schwäche, um Hilfe zu bitten.
- Wenn ich etwas nicht gut oder richtig machen kann, brauche ich es erst gar nicht zu versuchen.
- Ich muss in allem der/die Beste sein.
- Wenn mir jemand nicht zustimmt, bedeutet das, dass er mich nicht mag.
- Ich muss stets von jemandem geliebt werden.
- Wenn jemand mich wirklich liebt, dann ist er immerzu für mich da.
- Menschen müssen mich gerecht behandeln und mir das geben, was ich will.
- Keiner soll es mir schwer machen, denn ich habe schon genug Probleme.
- Ich bin nichts wert, wenn die Person, die ich liebe, diese Empfindung nicht teilt.

ÜBUNG 23 Musik hören

Hören Sie sich einen Song an und vergegenwärtigen Sie sich den Text.
Überlegen Sie, welche Grundannahmen sich in dem Text zeigen, und hinterfragen Sie diese Grundannahmen im Hinblick auf Ihre eigenen Vorstellungen (Beispiel: Nur Liebe, die wehtut, ist echte Liebe).

Selbstvertrauen ist eine zentrale Voraussetzung für die Fähigkeit, Ziele und Absichten aktiv und eigenverantwortlich zu verfolgen. Fehlt das Selbstvertrauen, wird das Gefühl stärker, ausgeliefert zu sein und keine Kontrolle über das eigene Leben zu haben. Das kann so weit gehen, dass eine eigene Lösung erst gar nicht ausprobiert, sondern direkt die Lösung durch andere erwartet wird. Die Folge ist, dass das Selbstvertrauen noch mehr Schaden nimmt und der Eindruck der Überlegenheit anderer steigt. Ebenso ist das Risiko groß, Hilfe allein von Medikamenten oder von Drogen und Alkohol zu erwarten.

ÜBUNG 24 Das Für und Wider bedenken

Viele dysfunktionale Schemata waren ursprünglich Lösungen und Reaktionen auf schwierige und bedrohliche Lebenssituationen. Sie sind oft nützlich, um Angriffe zu erkennen und abzuwehren, sind aber ungeeignet, wenn das Gegenüber zunächst gar keine feindlichen Absichten hegt und dann auf eine »vorbeugende« abwehrende Haltung mit Irritation reagiert. Die Gefahr einer Eskalation ist sehr hoch. Auf diese Weise kann es zu

einer Art »selbsterfüllenden Prophezeiung« kommen: Durch das eigene Verhalten tritt das ein, was man vorhergesehen hatte.
Da Schemata aber zu einem wesentlichen Teil im Unbewussten angelegt sind, sind sie allein durch Erkenntnisse nicht zu stoppen. Allerdings können viele Schemata durch korrigierende Erfahrungen überarbeitet werden. Besteht der Verdacht, dass ein Ereignis durch ein dysfunktionales Schema eskaliert und ungünstig verlaufen ist, kann eine nachträglich Reflexion im Sinne einer Verhaltensanalyse ein Ausgangspunkt sein, um danach große und kleine Veränderungen an der eigenen Reaktion vorzunehmen. Die einzelnen Verhaltensexperimente können zusätzlich einer Pro-und-Kontra-Überlegung unterworfen werden. Was spricht für das eigene Urteil, was aber auch dagegen. Wenn es Ihnen danach gelingt, eine oder mehrere Optionen experimentell durchzuführen, sollten Sie die Erfahrungen danach auf jeden Fall noch auswerten.
Üben Sie dieses Vorgehen anhand einer Erinnerung an eine für sie schwierige und ungünstige Situation. Schildern Sie einem anderen die Situation und erfragen Sie die Einschätzung des Gegenübers, um einen Vergleich anstellen zu können. Sie brauchen ihre eigene Haltung nicht unbedingt zu verändern, sondern sollten in einer kommenden Situation erwägen, ob es nicht noch eine andere Beurteilung dieser Situation geben könnte, die zielführender wäre. Wenn möglich, werten Sie aus, welche Auswirkungen diese leicht veränderte Haltung auf Ihr Leben hätte.

ÜBUNG 25 Sich auf die Gegenwart konzentrieren

Oft zeigen sich ungünstige Haltungen daran, dass sich Erfahrungen in der Vergangenheit als Erwartungen in die Zukunft projizieren. Dabei wird die Gegenwart gelegentlich übergangen. Die Gegenwart allein ermöglicht aber korrigierende Erfahrungen. Dazu kann ein achtsamer Umgang mit der Gegenwart helfen. Versuchen Sie also, sich immer wieder Zeit zu nehmen, um diesen achtsamen Umgang mit Situationen anzuwenden und zu üben. Reduzieren Sie damit den Einfluss der Vergangenheit auf Ihr Leben.

Veränderungen durchführen

Die Borderlineerkrankung erfordert für die Übernahme von Verantwortung und die Durchführung von Veränderungen von allen Beteiligten besondere Anstrengungen. Erst das Erlernen von Fertigkeiten im Umgang mit Emotionen und einem gesunden Umgang mit sich selbst und anderen versetzt die Betroffenen in die Lage, sich den Anforderungen des Lebens zu stellen und Veränderungen durchzuführen.

Ein zentraler Schritt ist dabei, Verantwortung für sich selbst zu übernehmen. Der erste Schritt hin zu Veränderungen dient immer den Lösungen offensichtlicher Probleme. Der Weg zur Gesundung weist aber darüber hinaus und erfordert zusätzlich eine Suche nach persönlichen Zielen und Perspektiven. Es geht also nicht nur um die Beseitigung von Krankheitssymptomen, sondern auch um das Finden von Alternativen im Lebensvollzug.

ÜBUNG 26 Wie sorge ich für mich selbst?

Für welche Bereiche meines Lebens übernehme ich gegenwärtig die Verantwortung? Wo delegiere ich die Verantwortung an andere? Wo gebe ich anderen die Schuld für meine eigene Situation? Für welche Bereiche meines Lebens will ich zukünftig wieder die Verantwortung übernehmen? Achte ich auf meine Bedürfnisse, sorge ich für mich, pflege ich mich, sorge ich mich um mein soziales Netz, stelle ich mich Anforderungen?
Das Leben mit einer Borderlinestörung wird oft als beschwerlich und belastend erlebt. Viele glauben, dass fast alle Bereiche des Lebens problematisch sind. Diese Sichtweise ist oft das Ergebnis verzerrter Gedanken und der Ausdruck starker emotionaler

Reaktionen. Doch auch unabhängig davon muss man als Betroffener lernen, sich aktiv mit den Problemen auseinanderzusetzen und Lösungen zu finden. Dazu ist eine möglichst präzise Beschreibung der Problembereiche die Voraussetzung.

Um zu klären, ob ein Problem vielleicht nur die Folge verzerrter Grundannahmen ist, kann man (auch im Gespräch mit anderen) folgende Übung nutzen:

ÜBUNG 27 Probleme analysieren und benennen

Beschreiben Sie für sich möglichst genau einen für Sie wichtigen Problembereich im Alltagsleben und mit anderen Menschen. Fragen Sie sich daraufhin: Welche Anzeichen gibt es dafür, dass Ihre zugrunde liegende Annahme zu diesem Problem wahr ist und nicht nur aus Ihren negativen Gedanken resultiert?

- Gab es in der Vergangenheit Erfahrungen, die diesem Gedanken widersprechen?
- Wenn ein anderer, der einem viel bedeutet, einen solchen Gedanken hätte, was würden Sie ihm sagen?
- Wenn man hundert Personen fragen würde, ob sie diesem Gedanken zustimmen, wie würden diese antworten? Wie viele würden zustimmen, wie viele verneinen?
- Wenn man fünf Jahre weiter denkt und die Lage noch einmal betrachtet, könnte sie dann anders erscheinen?

Lassen Sie diese Fragen auch von jemand anderem beantworten.

Im alltäglichen Verhalten treten Probleme oft dort auf, wo emotionale Reaktionen großes Gewicht bekommen oder wo das Verhalten auch dazu dient, die emotionalen Spannungen zu reduzieren. Ein besonders wichtiger Bereich ist dabei die Ernährung (siehe die folgende Übung).

ÜBUNG 28 Stress und Lebensführung

Auf dem Weg zur Überwindung der Borderlinestörung können Sie zunächst darüber stolpern, wie sehr die Erkrankung ihr Leben bestimmt hat. Wollen Sie Veränderungen durchführen, bedeutet das auch, sich von vielen Gewohnheiten zu trennen und den Einfluss der Erkrankung auf verschiedene Lebensbereiche zu begrenzen oder sogar zu beenden. Betroffenen fällt es oft schwer, sich angemessen zu ernähren, erholsam zu schlafen, einer Beschäftigung nachzugehen oder familiären Verpflichtungen nachzukommen. Hinzu kommt, dass viele Betroffene bei der Durchführung von Veränderungen an ihrem schlechten Selbstbild scheitern oder dass die schiere Anzahl von »Baustellen« ihnen über den Kopf zu wachsen droht. Es braucht also viel Mut, um Veränderungen durchzuführen. Gerade die Probleme bei der Lebensführung sind sicherlich ein guter Ansatzpunkt, um mit Veränderungen zu beginnen und schnell praktische Erfahrungen zu sammeln.
Überlegen Sie, welche Gefühle bei Ihnen beispielsweise »ungünstige« Essgewohnheiten auslösen. Bei welchem Spannungsgrad ist die Gefahr dafür besonders groß und welche alternativen Verhaltensweisen könnten Sie anwenden?
Gerade in Entscheidungssituationen kann es hilfreich sein, die Vor- und Nachteile verschiedener Lösungsansätze miteinander abzuwägen.

ÜBUNG 29 Sich mithilfe einer Pro-und-Kontra-Liste für ein Vorgehen entscheiden

Beschreiben Sie einen für Sie wichtigen Problembereich des Alltagslebens. Sammeln Sie Lösungsmöglichkeiten und bewerten Sie diese Lösungsmöglichkeiten nach ihren jeweiligen Vor- und Nachteilen. Dieser Vergleich erleichtert häufig die Entscheidung, welcher der möglichen Lösungswege den größten Erfolg verspricht.
Während der Lösung eines Problems können die Widerstände so groß werden, dass eine weitere aktive Problemlösung umgangen wird. In einer solchen Lage muss überlegt werden, wie man das eigene Vermeidungsverhalten überwinden kann.

ÜBUNG 30 Aufschub vermeiden

Sie finden im Folgenden einige Tipps, wie Aufschübe vermieden werden können. Welche von den Tipps könnten auch Ihnen helfen?

- Schließen Sie einen Vertrag mit sich selbst. Geben Sie einen Zeitpunkt an, zu dem Sie die einzelnen Schritte voraussichtlich vollzogen haben werden.
- Vereinbaren Sie mit einem Freund (oder einem Mitglied des Helferteams), bis wann Sie das Ziel erreicht haben wollen.
- Führen Sie täglich Buch darüber, wie Sie den Tag verbracht haben.
- Unterteilen Sie die Schritte zum Lösen des Problems in erreichbare Unterschritte. Belohnen Sie sich für jeden Schritt.

Hinterfragen Sie negative Gedanken. Übernehmen Sie die Verantwortung für jede Verzögerung. Verbinden Sie schwierige Schritte mit angenehmen Aktivitäten. Gehen Sie, wenn möglich, immer nur ein Ziel an.

- Halten Sie sich eine Kopie der Aufzeichnung Ihres Zieles und der Schritte in Sichtweite.
- Sagen Sie Nein zu Handlungen, die Sie von Ihrem Ziel ablenken. Planen Sie sich Zeit zum Entspannen und Spaßhaben ein. Schenken Sie einer Aktivität Ihre komplette Aufmerksamkeit (bleiben Sie in der Gegenwart!).
- Richten Sie Ihre Umgebung so ein, dass diese Ihnen bei der Bewältigung der Schritte hilft.
- Wiederholen und üben Sie oft.
- Verbinden Sie das neue mit gewohntem Verhalten (etwa nach dem Zähneputzen).
- Nutzen Sie Ihr Mobiltelefon zur Erinnerung. Holen Sie sich Hilfe.

Es ist gelegentlich gar nicht so leicht, für sich Ziele zu finden, die es wert sind, Energie und Zeit für deren Erreichung aufzuwenden. Zur Klärung ist es hilfreich, sich das Erreichen des Ziels innerlich vorzustellen und sich klarzumachen, was dann anders und besser sein wird.

ÜBUNG 31 Ziele setzen

Die Lösung von Problemen ist an sich schon eine Veränderung, weil sie hilft, Barrieren beiseitezuschaffen und damit Freiraum für Neues zu erschließen. Auf dem Weg zur Gesundung sollten Sie nicht nach diesem Schritt schon stehen bleiben, auch wenn Sie den Einfluss der Erkrankung damit erheblich reduziert haben. Jetzt ist klar, was nicht mehr sein soll.

Die Frage schließt sich an, was daraus folgt, um ein gesundes und selbstbestimmtes Leben zu führen. Aber wie soll das aussehen, welche Ziele sollen verfolgt werden? Sie müssen also herausfinden, wohin Sie wollen, wie Sie dorthin kommen wollen und mit welchen Schwierigkeiten und Barrieren Sie rechnen müssen. Es hat sich sehr bewährt, diese Aspekte einzeln zu betrachten, weil unterschiedliche Herangehensweisen sinnvoll sind. So braucht das Ziel eine Vision, der Weg eine angemessene Streckenführung und die Hindernisse die Aktivierung von Ressourcen zur Problemlösung. Der Weg zur Gesundung bedeutet also nicht, dass alles leicht und unbeschwert wird, jedoch das sehr positive Gefühl, nicht mehr von der Krankheit bestimmt zu werden.

Entwickeln Sie Ihre Ziele, um eine Vorstellung davon zu bekommen, was sich durch das Erreichen eines Ziels ändert.

Stellen Sie sich im Hinblick auf ein Ziel folgende Fragen:

- Was werde ich tun, wenn ich mein Ziel erreicht habe? Wo werde ich sein?
- Wer wird sonst noch wissen, dass ich mein Ziel erreicht habe?
- Was werden andere an mir beobachten?

ÜBUNG 32 Zielbindung stärken

Die Umsetzung von Zielen erfordert in jedem Fall ein hohes Maß an Verbindlichkeit (Disziplin). Verträge mit sich selbst können helfen, diese Verbindlichkeit zu erhöhen.
Für Betroffene kann es hilfreich sein, in stabilen Zeiten einen Brief an sich selbst zu schreiben und diesen Brief dem Partner oder der Freundin zu geben, um sie zu bitten, den Brief im Fall eines Kontaktabbruchs an den Betroffenen zu schicken. Diese Form der Absprache ist sehr hilfreich für jene, die in extremen Gefühlszuständen schnell den Kontakt zu den Menschen ihrer Umgebung abbrechen, sei es, weil sie enttäuscht und gekränkt sind, sei es, weil andere plötzlich als feindselig oder hinderlich erscheinen. Die Menschen der Umgebung sind dann häufig vor den Kopf gestoßen und wissen nicht, wie sie wieder Kontakt aufnehmen können.
Oft werden Ziele gefunden, die an sich positiv sind, bei denen aber noch nicht klar ist, was für das Erreichen des Ziels im Hier und Jetzt getan werden kann. An sich ist es günstig, Ziele so zu formulieren, dass sie positiv sind, ein Verhalten bezeichnen und kein Vermeidungsverhalten enthalten (»Keine Süßigkeiten essen!«).

ÜBUNG 33 Erarbeitung von Verhaltenszielen

Setzen Sie sich ein Ziel, das Sie für erstrebenswert halten. Achten Sie darauf, Verhaltensziele zu nennen (sehr konkret, etwa, sich gesund zu ernähren, und nicht etwa, ein besserer Mensch werden zu wollen). Teilen Sie das Ziel dann in Unterziele auf. Überlegen Sie, an welchem Unterziel Sie unmittelbar arbeiten können. Überprüfen Sie dann alle Ziele mittels folgender Fragen:

- Wobei wird Ihnen das Erreichen des Ziels helfen?
- Ist das Ziel positiv und passt das Ziel zu Ihren Lebenswünschen?
- Ist das Ziel realistisch erreichbar und lohnt es sich, Zeit und Energie zu investieren?
- Welche Handlungsschritte müssen für die Erreichung des Ziels unternommen werden?
- Welche Probleme können auf dem Weg zum Ziel auftreten? Welche Fertigkeiten können bei der Überwindung der Hindernisse hilfreich sein?

Etwas erreichen und leisten zu wollen ist grundsätzlich eine gute Absicht. Allerdings kann diese Absicht zur Falle werden, wenn dabei übertrieben hohe Standards gesetzt werden. In einem solchen Fall können bereits kleine Fehler als Störungen wahrgenommen werden. »Wenn es nicht perfekt ist, dann ist es schlecht.« Der Perfektionismus kann sich auf die eigene Person, die vermuteten Ansprüche anderer, aber auch auf die Ansprüche an andere beziehen. Perfektionismus kann daher zu einer Überempfindlichkeit gegenüber Kritik führen und auch zu übertriebenen Erwartungen an andere.

ÜBUNG 34 Fehler machen

Machen Sie bei einer Aufgabe ganz bewusst einen Fehler und nehmen Sie sich vor, diesen Fehler nicht zu korrigieren, auch wenn Sie von anderen dazu aufgefordert werden. Beobachten Sie Ihre Gefühle, wenn Sie an den Fehler denken oder mit dem Fehler in Berührung kommen.
Widerstehen Sie dem Drang, den Fehler aus der Welt zu schaffen. Suchen Sie nach Fertigkeiten, die Ihnen helfen, sich von diesem Drang zu distanzieren.
Sehr viele Menschen haben Regulationsstörungen im Bereich der Emotionen, wodurch auch andere Faktoren im Umgang mit sich selbst und mit anderen Menschen in Mitleidenschaft gezogen werden. Auch wenn die Krankheit noch nicht manifest ist, gibt es eine langfristige Wechselwirkung zwischen den persönlichen Anlagen und den Umgebungsbedingungen. Das hat selbstverständlich Auswirkungen auf die Gesamtentwicklung eines Menschen und beeinflusst etwa den Wissenserwerb, das Lernen sozialer Kompetenz, die Fähigkeit, mit der Umgebung zu kommunizieren, etc. Dabei gibt es ganz unterschiedliche schädigende Einflüsse in der Entwicklung, die langfristige Auswirkungen auf das weitere Leben haben.
Alles zusammen findet seinen Niederschlag auch in den Bereichen, die implizit und explizit unser Verhalten prägen. So wirkt die Vergangenheit jederzeit in unsere Gegenwart hinein. Das gilt besonders für Lebensumstände, in denen es im Lebensverlauf zu Vernachlässigung, körperlicher und/oder sexualisierter Gewalt gekommen ist. Die dabei gebildeten Reaktionen und Schemata sind geprägt von Angst, Unsicherheit und fehlender

Wertschätzung. Sie waren aber ursprünglich ein Lösungsversuch, um mit diesen Lebensumständen fertigzuwerden. In der Gegenwart finden sich diese Entwicklungen in spezifischer und unspezifischer Angst wieder, in der Schwierigkeit, Vertrauen zu anderen Menschen zu entwickeln, und häufigeren wiederkehrenden Erinnerungen.

All diese Phänomene beeinflussen die Genesung und oft auch die Fähigkeit, mit anderen Menschen zu kooperieren. Sie erfordern daher eine besondere Beachtung, insbesondere bei den ersten Schritten zur Bewältigung der Erkrankung.

ÜBUNG 35 **Was heißt es, jemandem zu vergeben?**

Vergebung ist für viele Menschen mit einer emotional instabilen Persönlichkeitsstörung ein schwieriges Thema, weil sie in der Vergangenheit zahlreiche verletzende Erfahrungen gemacht haben.

Vergebung kann abhängig vom Standpunkt ganz Unterschiedliches bedeuten: den Verzicht auf eine berechtigte Forderung, einen geistigen und emotionalen Prozess oder den Ausdruck einer religiösen Überzeugung. Im Folgenden wird es hauptsächlich um eine geistig-emotionale Haltung gehen, um Verletzungen aus der Vergangenheit hinter sich zu lassen und mehr emotionale Ausgeglichenheit zu erreichen. Die Verletzungen aus der Vergangenheit sollen damit ihren Einfluss auf die Gegenwart verlieren.

Die Worte »Verzeihen« und »Vergebung« sorgen oft für Verwirrung. Das Ziel bei diesem Bemühen ist nicht, schmerzhafte und verletzende Ereignisse nachträglich zu rechtfertigen. Es be-

deutet, diesen Erfahrungen nicht zu erlauben, Sie durch ständiges Erinnern weiter zu verletzen. Die Last der Vergangenheit soll Ihnen von den Schultern genommen werden, damit Sie wieder nach vorn schauen und Ihren Weg gehen können. Jemand hat einmal gesagt: »Vergebung ist etwas, was man für sich selbst und nicht für andere tut, um Menschen, die einen verletzt haben, nicht mehr länger mietfrei im Kopf wohnen zu lassen!«
Vergebung und die damit verbundenen Schwierigkeiten sind abhängig davon,

- wie jemand verletzt wurde, von wem und wann;
- wie man auf diese Verletzungen reagiert hat;
- welche Ungerechtigkeiten man erfahren hat;
- von den gegenwärtigen Umständen;
- von der persönlichen Vorstellung vom inneren Frieden und was man mit seinem Leben anfangen will.

Die Art der Verletzung hat einen Einfluss darauf, wie schwer es uns fällt, zu vergeben. War es Enttäuschung, Zurückweisung, Verlassenwerden, Spott, Demütigung, Betrug oder Verrat? Finden Sie für jeden dieser Begriffe ein Beispiel aus Ihren Erfahrungen:

- Enttäuschung,
- Zurückweisung,
- Demütigung,
- Betrug oder
- Verrat.

Haben Sie noch andere Erfahrungen mit Verletzungen?

ÜBUNG 36 Was sind die »Kosten« des Nichtvergebens?

Einen Groll zu hegen und nachtragend zu sein erfordert viel Energie – Energie, die besser für Recovery bzw. Gesundung und zum persönlichen Wachstum genutzt wird. Wenn man eine Verletzung nicht hinter sich lassen kann oder will, sind Wut und Verbitterung die Folge. Nachtragend zu sein kann einen oder mehrere der folgenden Bereiche stark beeinflussen.
Machen Sie eine Liste der Folgen, die Sie selbst als Konsequenz des Nichtvergebens erlebt haben (dazu: Blum u. a. 2013):

- körperlich (Kopfschmerzen, Verspannungen etc.),
- geistig oder emotional (Wut, Beklemmung etc.),
- verhaltensbezogen (Selbst- oder Fremdverletzung etc.),
- spirituell (Verlust des Glaubens etc.).

Mit Mut und Zuversicht in die Therapie

Mittlerweile gibt es eine Reihe wirksamer therapeutischer Hilfen für alle Phasen der Bewältigung einer Borderlinestörung. Allerdings herrschen noch zahlreiche Lücken in der kommunalen Versorgung, etwa bei einer angemessenen Kriseninterventionund bei der Durchführung langfristiger ambulanter Behandlungen. Dabei fällt es den Betroffenen zunächst nicht leicht, überhaupt professionelle Hilfe anzunehmen, vor allem wenn bereits negative Erfahrungen mit einer Therapie gemacht worden sind. Auch vonseiten der Therapeutinnen und Therapeuten kann es Vorbehalte geben, die auf anfänglichen negativen Erfahrungen mit dieser Klientengruppe beruhen. Darüber hinaus benötigen Borderlinebetroffene komplexe Hilfen, die zusätzlich koordiniert werden müssen. Leider sind gerade in Deutschland diese Hilfen nicht selbstverständlich miteinander vernetzt.

Trotz dieser Barrieren finden viele Borderlinebetroffene einen Zugang zu guter professioneller Hilfe und in der Regel ist dieser Schritt auch bedeutsam für den Beginn einer aktiven Krankheitsbewältigung. Persönlichkeitsstörungen haben immer eine Vorgeschichte; die Auffälligkeiten entwickeln sich langsam und erst die Reaktionen der Umgebung führen dazu, dass sich die Symptome verfestigen. Wenn der Leidenscharakter offensichtlich wird, hat die Störung bereits eine lange Geschichte. Die Notwendigkeit einer Psychotherapie drängt sich zwar nicht schon zu Beginn auf, wird aber doch nach und nach immer offensichtlicher. Welcher ist der richtige Zeitpunkt für den Start einer Psychotherapie?

Psychotherapie: welche, wann, wie?

Abgesehen von der sogenannten Krankheitseinsicht (»Compliance«), die etwas mit der Akzeptanz des Krankheitscharakters der Störung zu tun hat, drängt sich bei Persönlichkeitsstörungen ganz besonders die Frage auf, für oder besser gesagt: gegen was die Psychotherapie helfen soll. Dabei ist nicht sicher, dass eine Therapie auf jeden Fall hilft oder dass die Störung ganz zu beseitigen wäre. Aber das Ziel muss sein, dass sich die Psychotherapie einreiht in das Konzert der Aktivitäten, mit denen man das eigene Leben in den Griff bekommt und dem Leben eine (neue) Richtung gibt.

Gerade die Psychotherapie der Persönlichkeitsstörungen galt lange Zeit als ein besonders schwieriges Feld. Ursprünglich wurde sogar von der Unveränderbarkeit aller Persönlichkeitsstörungen ausgegangen. Später hielt man diese Störungen für das Resultat einer langen und verfehlten Entwicklungsgeschichte (»Charakterneurose«). Entsprechend langwierig und schwierig erschien aus dieser Perspektive die Beeinflussung der Störung. Unter diesen Voraussetzungen fiel es schwer, den eigentlich notwendigen therapeutischen Optimismus zu entwickeln. Ein Teil der Schwierigkeiten resultierte auch daraus, dass Persönlichkeitsstörungen mit therapeutischen Methoden angegangen wurden, die für andere Krankheiten entwickelt worden waren. Die Folge waren Unvereinbarkeiten und damit viele Misserfolge.

Allerdings hat die Beschäftigung mit den Persönlichkeitsstörungen die Psychotherapie wegen dieser beschriebenen Schwierigkeiten bereichert und Entwicklungen angestoßen, sodass sich inzwischen erste spezialisierte Modelle finden lassen, die die Behandlung dieser Störungen zum Inhalt haben. Aus den Eigenarten von Persönlichkeitsstörungen lassen sich die Voraussetzungen herleiten, die solchen Modellen zugrunde liegen müssen:

- Die Behandlung muss ganz besonders die Lebensgeschichte der Betroffenen berücksichtigen und von den existierenden Ressourcen ausgehen. Die Therapie muss daher variabel auf den Patienten bzw. die Patientin abgestimmt werden und mit der gemeinsamen Erarbeitung eines Störungsmodells beginnen. Wichtig ist ebenfalls die Orientierung an möglichst konkreten Zielen.
- Die Therapie muss sich aber trotzdem entschieden am Hier und Jetzt orientieren (Realitätsbezug). Die zentralen Bereiche, in denen sich die Erkrankung zeigt, das Selbstbild und die zwischenmenschlichen Beziehungen bestimmen den Blickwinkel.
- Eine Vernetzung der Therapie mit den anderen Formen der Unterstützung sichert auf Dauer deren Erfolg.
- Allein ein »multimodales« und »programmatisches« Vorgehen wird der Komplexität der Störung gerecht. Dazu gehört etwa die Trennung von Krisenintervention (Einzelkontakt), Fertigkeitstraining (in der Gruppe) und Klärung (Einzelkontakt). Die Themen in der Therapie sollten sich darüber hinaus an der Entwicklung der Betroffenen orientieren und diese gleichzeitig fördern.
- Eine positive Zusammenarbeit in der Therapie ist eine zentrale Voraussetzung für den Erfolg. Dafür tragen alle Beteiligten Verantwortung. Voraussetzung dafür ist gegenseitige Offenheit, auch in Hinblick auf Störungen innerhalb der Beziehung, sowie gegenseitiger Respekt. Vereinbarungen über die Art der Zusammenarbeit, den Umgang mit Störungen, die Regeln der Zusammen-

arbeit und die Verteilung von Verantwortung sind dabei äußerst hilfreich. In Hinblick auf Inhalt, Ziele und Dauer der Therapie ist Transparenz erforderlich.

- Außer den Symptomen muss auch der Art der Lebensführung Aufmerksamkeit geschenkt werden. Die Auswirkungen der Zusammenarbeit auf die Lebenssitutation bilden am besten den Fortschritt in der Therapie ab. Daher sollte die Therapie vorwiegend ambulant erfolgen.
- Betroffene und Therapeuten sollten eine Bereitschaft haben, sich und das eigene Handeln fortwährend zu reflektieren und zu hinterfragen.
- Die therapeutischen Inhalte müssen dem jeweiligen Entwicklungsstand des Betroffenen entsprechen und in diesem Sinne in Stufen eingeteilt sein. Am Anfang steht oft eine Krisenintervention. Auf einer weiteren Stufe müssen die Betroffenen lernen, emotionale Krisen besser zu bewältigen. Dazu ist eine Verbesserung der Stresstoleranz erforderlich. Auf der nächsten Stufe erfolgt dann die Suche nach Möglichkeiten, um die emotionalen Reaktionen und inneren Zustände zu verändern und selbstwirksame Strategien zu erlernen. Dies erfolgt in der Regel in Form eines Fertigkeitentrainings (Skillstraining).

Mit diesen Werkzeugen lassen sich dann die Überwindung von Barrieren und die Veränderungen in der Lebensführung erreichen. Schließlich muss der therapeutische Prozess noch abgeschlossen und beendet werden.

Mittlerweile sind einige spezialisierte therapeutische Verfahren auch für die ambulante Behandlung entwickelt worden, etwa die Dialektisch-Behaviorale Therapie (DBT), die Schematherapie, die Mentalisierungsbasierte Therapie (MBT), die Übertragungsfokussierte Therapie (TFP), das Trainingsprogramm STEPPS etc.

Einen wissenschaftlichen Wirkungsnachweis (Evidenz) gibt es für DBT, den MBT, die Schematherapie und für STEPPS.

Welche Faktoren werden nun bei der Therapie wirksam? Unterschieden werden allgemeine und spezifische Wirkungen: Allgemeine Wirkungen sind unabhängig von der angewandten Technik. So lassen sich einige »Erfolgsmerkmale« der Therapie nennen:

- Die Therapie ist auf eine positive Veränderung der Symptome angelegt.
- Die Therapie ist eine tiefe emotionale Erfahrung.
- Während der Therapie wird eine gemeinsame Erklärung der Symptome angestrebt.
- Das Ergebnis der Therapie ist eine Erarbeitung von Lösungen im Hinblick auf:
    - die innere Einstellung und das innere Erleben,
    - die zwischenmenschlichen Beziehungen sowie
    - die Entwicklungsaufgaben des Betroffenen.

Der Erfolg der Psychotherapie hängt also von der Kompetenz des Therapeuten ab, aber auch von der Motivation und Offenheit des Betroffenen sowie der Qualität der Beziehung zwischen beiden. »Meistens reicht schon ein gutes Gespräch, um mich weiterzubringen, und etwas emotionale Wärme«, sagte einmal eine Patientin.

Eine Therapie kann an verschiedenen Punkten ansetzen. Naheliegend ist, dass die Probleme »aktualisiert« werden. Da sich die Borderlinestörung vor allem im zwischenmenschlichen Bereich und im Selbstbild auswirkt, bilden sich in der therapeutischen Beziehung oft die Probleme ab. Allein die Aktualisierung der Probleme reicht jedoch sicherlich nicht aus, wenn nicht auch Lösungen gefunden werden. Diese Lösungen erfordern in der Regel, dass Stärken des Betroffenen zum Tragen kommen und aktiviert werden. Dann kann die Suche nach alternativen Bewältigungsformen und eine neue Sinnfindung sowie die Klärung der lebensgeschichtlichen Bedeutung der Symptome begonnen werden. Wenn Letzteres gelingt, hat die Überwindung der Krankheit eine »Reifung« zur Folge.

Spezialisierte Psychotherapien unterscheiden sich nicht nur durch ihre Vorgehensweise, sondern auch durch unterschiedliche Störungsmodelle. Werden die spezifischen Aspekte der Störung in der Therapie berücksichtigt, verbessern sich die Erfolgsaussichten der Therapie. Spezifische Therapieverfahren betten sich in einen allgemeinen Therapieplan ein.

Formen der Therapie und ihre Dauer

In der Geschichte der Therapie psychischer Störungen ist es zur Entwicklung einer Vielzahl psychotherapeutischer Methoden gekommen. Im Wesentlichen werden biologische, humanistische (dazu gehören zum Beispiel Gesprächspsychotherapie, Hypnotherapie, Gestalttherapie), psychoanalytische, psychodynamische, tiefenpsychologische, kognitiv-verhaltenstherapeutische und systemische Therapieverfahren unterschieden. Zudem gibt es im Rahmen der einzelnen therapeutischen Verfahren spezifische Anwendungen, die sich meist auf eine bestimmte Krankheit oder Fragestellung beziehen.

Abgesehen vom jeweiligen Krankheitsverständnis unterscheiden sich diese Therapierichtungen vor allem durch das »therapeutische Setting«. Damit sind die Bedingungen gemeint, unter denen die Therapie stattfindet. So arbeitet die Psychoanalyse und die davon abgeleitete psychodynamische Therapie vor allem mit Erinnerung und freier Erzählung, die kognitive Verhaltenstherapie mit übenden Verfahren und die systemische Therapie mit der Einbeziehung des sozialen Umfeldes, insbesondere der Familie. Die Erfahrungen mit den unterschiedlichen Zugangswegen und Settings sind von Patient zu Patient verschieden, sodass eigentlich nicht vorhersehbar ist, von welchem Verfahren eine Person am besten profitiert. Zudem werden gerade bei den neueren Verfahren die verschiedenen Ansätze auch kombiniert.

Die Wirksamkeit einer Therapie lässt sich, wie gesagt, in allgemeine und spezifische Wirkfaktoren unterteilen. Allgemeine Wirkfaktoren resultieren im Wesentlichen aus der Qualität der therapeutischen Beziehung (Klient–Therapeut) und der Aktivierung von Ressourcen. Spezifische Wirksamkeitsfaktoren hängen von der Gültigkeit des Krankheitsmodells und der Spezifität der therapeutischen Interventionen ab. Wichtig für die fachliche »Güte« eines Verfahrens ist, ob die Wirkung wissenschaftlich kontrolliert festgestellt wurde.

Eine therapeutische Behandlung erfolgt ambulant, teilstationär oder stationär. Eine stationäre Behandlung kann in einer zuständigen psychiatrischen Klinik durchgeführt werden, aber auch in spezialisierten Einrichtungen, etwa in bestimmten psychosomatischen Krankenhäusern. Die Entscheidung, welche Behandlungsform sinnvoll ist, hängt vom Ausmaß der Symptome, dem Grad der Gefährdung und vom Hilfebedarf ab. Eine ambulante Psychotherapie erstreckt sich meist über einen längeren Zeitraum, wobei die therapeutischen Kontakte aus Gesprächen bestehen, zwischen denen meistens ein mindestens einwöchiges Intervall liegt. In der Ambulanz sind Einzelgespräche, aber auch Gruppentherapien möglich. Der Vorteil ambulanter Therapien liegt darin, dass der Kontakt zur sozialen Umgebung aufrechterhalten bleibt und das »Übungsfeld Alltag« eine direkte Umsetzung der Therapiefortschritte ermöglicht.

Bei einer stationären Behandlung ist das therapeutische Programm umfangreicher und damit der therapeutische Kontakt dichter. Dafür fällt die Übungsmöglichkeit im Alltag weg. Zudem bringt ein stationärer Aufenthalt die Konfrontation mit anderen Betroffenen mit sich. Dies kann Vor- und Nachteile haben. Jedoch ist im Rahmen eines stationären Aufenthalts durch den Abstand zu den Anforderungen des Alltags oft eine wohltuende Distanz und Entlastung möglich, sodass Kräfte für Veränderungen freigesetzt werden können.

Bei einigen Betroffenen kann es im Rahmen einer Krisenintervention zur Aufnahme in einer Akutabteilung eines psychiatrischen Krankenhauses kommen. Zuweilen stellt eine solche Notfallaufnahme den Beginn einer intensiveren therapeutischen Bearbeitung der Störung dar. Allerdings sind psychiatrische Aufnahmestationen nur selten in der Lage, eine spezifische Behandlung durchzuführen, ebenso sind Behandlungsstationen in psychiatrischen Kliniken vielfach nicht auf die Therapie von Persönlichkeitsstörungen ausgerichtet. Auf solchen Behandlungsstationen ist man mit Patientinnen und Patienten konfrontiert, die an anderen seelischen Erkrankungen leiden. Das kann wiederum Vor- und Nachteile haben. Auf spezialisierten Stationen ist in der Regel das Therapieprogramm auf die Störung abgestimmt und die Gruppe der Patienten homogener. Dafür müssen aber oft Wartezeiten und lange Anfahrtswege in Kauf genommen werden.

Es ist von Vorteil, wenn bei der Auswahl eines geeigneten Settings zuvor Informationen eingeholt werden, damit die Besonderheiten der einzelnen Möglichkeiten sorgfältig gegeneinander abgewogen werden können. Da die Borderlinestörung eine sehr komplexe Störung ist, erfordert sie in der Regel ein mehrstufiges Vorgehen. Dabei sind Interventionen auf unterschiedlichen Ebenen nötig und somit eine Kombination von Hilfen. Im Mittelpunkt einer Behandlung sollte stets eine auf Kontinuität angelegte ambulante Behandlung stehen. Dabei ist eine Kombination von Einzel- und Gruppentherapie sinnvoll. Die Therapie sollte adäquat die Stufen begleiten, die oben erwähnt worden sind.

Bei der Auswahl der Therapie spielt allerdings die örtliche Verfügbarkeit oft noch eine erhebliche Rolle, sodass gerade für die Behandlung der Borderlinestörung noch Entwicklungsbedarf besteht. Oft steht vor dem Beginn der Hilfe eine lange und mühsame Suche. In vielen Regionen fehlen noch spezifische Angebote in ausreichender Zahl, vor allem im ambulanten Bereich. Hartnäckigkeit ist gefordert und der Wille, sich nicht entmutigen zu lassen.

Erwartungen an die Therapie

Der Erfolg einer Therapie ist wesentlich von der Bereitschaft der Betroffenen abhängig, engagiert an der Lösung der anstehenden Probleme zu arbeiten. Therapie verändert nicht Persönlichkeiten, sondern hilft, die eigenen Fertigkeiten und Ressourcen zur Bewältigung der Erkrankung einzusetzen.

»Selbst wenn bei mir diese Störung diagnostiziert wird, bin ich immer noch dieselbe Person und habe überhaupt nicht vor, mich als ›Träger einer Krankheit mit bestimmten Symptomen‹ zu sehen, sondern nach wie vor als Person mit persönlichen Charaktereigenschaften. Ich werde mich nicht hinter einem Attest verstecken. Im Allgemeinen ist es so, dass meine Mitmenschen entweder spontan sehr gut mit mir zurechtkommen oder ich spontan allergische Reaktionen hervorrufe, eins von beiden, eine Mitte gibt's nicht.«

Im Gegensatz zu anderen seelischen Erkrankungen ist bei der Borderlinestörung nicht zu erwarten, dass in der Therapie alle Aspekte der Erkrankung bearbeitet und verändert werden können. Oft steht zu Beginn einer Therapie die Not, etwas unternehmen zu müssen, oder aber das Drängen anderer, dass doch endlich etwas geschehen müsse. Die Erwartungen schwanken daher häufig zwischen »alles« und »nichts«. Beides ist aber unrealistisch.

Therapie kann im Allgemeinen keine unmittelbare Veränderung der Lebensgestaltung bewirken, sondern sie dient dazu, die Möglichkeiten zu erweitern, um die durch die Erkrankung bedingten Symptome zu meistern. Therapie strebt eher eine Befähigung an (Empowerment). Daher sind vor allem jene Veränderungen durch die Therapie nachhaltig, die die Selbstwirksamkeitserwartung stärken. Es wird die Fähigkeit erworben und gefördert, das eigene Schicksal aktiv zu gestalten. Der Transfer der Erfahrungen innerhalb der Therapie auf den Umgang mit den Symptomen und die allgemeine Lebensgestaltung sind Leistungen, die der Patient bzw. die Patientin selbst erbringen muss. Dieser Transfer wird dann gelingen, wenn die Erwartungen und die daraus entwickelten Ziele möglichst konkret sind. Nur so lässt sich ein Maßstab für die Entwicklung und den Erfolg einer Therapie finden. In den folgenden Antworten spiegeln sich diese Erwartungen und Erfahrungen mit (stationärer) Therapie anschaulich wider.

Veränderung der Symptomatik und Bewältigung

Welche Bedingungen und Voraussetzungen sind notwendig, damit Ihnen Therapie nützt?

Vertrauen, dass man sich wohlfühlt und sich helfen zu lassen. Aufklärung. Der Therapeut sollte geschult sein und mich manchmal zurechtweisen.

Ich müsste halbwegs ausgeglichen sein, damit ich wirklich aufnahmefähig bin. Ich müsste Vertrauen entwickeln können, müsste mich verstanden und angenommen fühlen. In der Zeit der Therapie dürfte ich möglichst wenig Stress von außen (Familie, Freunde, Kollegen etc.) ausgesetzt sein, damit ich im Hier und Jetzt bleiben kann.

Gespräche, Therapie und dass man sich hier mit den Leuten versteht. Dass ich auch sehe und mitarbeite.

Wichtig sind die Einstellung und die Einsicht zur Therapie. Geben zu wollen und sich auf Veränderungen einzulassen. Außerdem gehört ein Mindestmaß an Vertrauen dazu. Dann gehört auch noch Mut dazu, Neues an sich heranzulassen. Und die Einsicht, dass ich mit den bisherigen Mustern nicht klargekommen bin. Außerdem das Erlernen von Akzeptanz Veränderungen gegenüber.

Vertrauen zur Therapeutin, am besten ein geschützter Rahmen. Struktur, Klarheit, Regelmäßigkeit, Wahrheit, alles sagen dürfen, über mich sprechen, Sympathie.

Welche Maßnahmen in der Therapie empfinden Sie als hilfreich?

Mir gefallen Fertigkeitstrainings, Sport und Einzelgespräche.

Meine Erfahrung ist, dass sowohl Musiktherapie wie Körperwahrnehmung, soziales Kompetenztraining, Einzelgespräche mit dem Therapeuten und mit dem Pflegepersonal, Gespräche mit den Betroffenen, der wunderschöne Park für ausgedehnte Spaziergänge, dass alle diese Maßnahmen zur Stärkung beigetragen haben.
Mir hilft das soziale Kompetenztraining, das Fertigkeitentraining, Sport, Beschäftigung, Therapie, Fitness und die Selbsthilfegruppe.
Damals wollte ich nicht hierher und habe dagegen gestreikt, weil ich geglaubt habe, dass ich keine Therapie brauche und dass mir keiner helfen könne, weil mich keiner versteht. Deswegen habe ich einen Suizidversuch unternommen. Später beruht Training vielleicht auch darauf, dass ich so lange hier war und dadurch viel lernen konnte.
Das Wichtigste für mich ist das Fertigkeitentraining. So lerne ich das meiste über mich, meine Denkweise, meine Fehler und mein Verhalten. Das ist die beste Voraussetzung, um eine Veränderung anzugehen.
Sowohl die Bearbeitung aktueller Schwierigkeiten als auch das Sich-besser-Kennen sowie die Arbeit mit Träumen.
Über alles reden können, einen gut reflektierten Therapeuten, der weiß, wann ich mich verlaufe oder wann ich ihn irreführen will, also einer, der sich in der Seele auskennt und eine Landkarte hat und weiß, wo was liegt bzw. wie man da hinkommt.

Wie können Sie sich selbst helfen?

Indem ich die Fertigkeiten anwende, versuche mich zu beruhigen oder abzulenken, sonst auch mit jemandem zu reden. Manchmal höre ich Musik, versuche zu schlafen oder zu telefonieren.
Mit dem Notfallkoffer des Fertigkeitentrainings. Was ich in den

Gesprächen gelernt habe, die Fertigkeiten regelmäßig anzuwenden und fast alles auszuprobieren, was vorgeschlagen wird.
Indem ich mitarbeite und stark auf mich achte, dass ich später klarkomme.
Ich helfe mir auf verschiedene Weise selbst. Einmal über die Auseinandersetzung mit mir selbst. Ich finde heraus, was mir guttut und wie die nächsten Schritte zum Umsetzen dafür sind. Dann führe ich Tagebuch, in dem meine Gefühle Raum bekommen. Ich mache täglich Spaziergänge. Ich sorge für Abwechslung. Ich schaue alles eben von verschiedenen Blickwinkeln aus an und ziehe Erkenntnisse für heute daraus. Ich schaffe mir positive Vorstellungen von der Zukunft und frage mich, was ich dazu brauche.

Welche Themen bringen Sie dem Ziel, gesund zu werden, näher?
Wie man am besten mit der Krankheit klarkommt, zum Beispiel was man im Fall einer Krise machen kann.
Themen, die den Alltag betreffen und die verschiedenen Lebensbereiche, so wie Partnerschaft, soziales Umfeld, Arbeitsplatz, Freizeitgestaltung, Familie und Freundschaften.
Am meisten ist für mich die Vergangenheit wichtig, die müsste ich bearbeiten.

Welche Informationen helfen Ihnen, Ihre Erkrankung besser zu verstehen?
Wie man sich besser beruhigen kann. Wie man seine Wut loswerden kann, ohne jemanden zu verletzen und Gegenstände kaputt zu machen.
Alles, was dazu beiträgt, die Krankheit zu analysieren.
Erfahrungen anderer, die in ähnlichen Situationen sind wie ich.

Informationen, an die ich sonst gar nicht herankäme, die sehr in den medizinischen Bereich reingehen. Informationen, die sich auf Erfahrungswerte beziehen.

Welche Bedeutung hat Ihre Familie bei der Mitwirkung in der Therapie?

Sie hat die Bedeutung, dass alle mal sehen, wie das Erlebte für mich ist. Die Akzeptanz, etwas stehen lassen zu können, neue Möglichkeiten zu finden für ein eigenes, selbstständiges Leben.
Ich bin auf die Unterstützung der Familie, das Verständnis und ihre Geduld angewiesen, wenn nicht alles zerbrechen soll.

Woran merken Sie, dass es Ihnen besser geht?

Das merke ich daran, wie ich es schaffe, meine Lebenswünsche zu erfüllen, mit S. besser klarkomme und auch viel Verständnis für sie habe.
Ich bin ruhig, fühle mich wohl, keine Anspannung, positive Gedanken, Gefühle, Zukunftspläne, geduldiger sein können.
Ich ritze viel weniger, habe ein normales Gewicht und nur noch sehr selten Suizidgedanken und innere Spannungen.
An meinem Schlafverhalten, wenn ich im Hier und Jetzt lebe, wenn ich Lebensfreude spüre, wenn ich wieder Pläne machen kann, wenn ich morgens gut aus dem Bett komme.

Psychotherapie ist immer auch ein Prozess, bei dem sich Ziele und Erwartungen fortlaufend verändern. Aus den Entwicklungen im Rahmen der Therapie erschließen sich im günstigen Fall neue Wege. Dadurch erweitert sich das Spektrum der persönlichen Möglichkeiten.

Gründe für eine Psychotherapie

In der Regel kommt der Gedanke an eine Psychotherapie dann auf, wenn der Leidensdruck so groß geworden ist, dass man mit den eigenen Mitteln nicht mehr weiterkommt. Der Rat von Freunden, vielleicht auch gelegentlich Zufälle festigen diese Absicht. Natürlich soll die Therapie den Leidensdruck nehmen und die Symptome reduzieren. Dabei ist aber auch zu bedenken, dass ohne eine innere Veränderung kein wirklicher Erfolg denkbar ist. Therapie ist keine »Veranstaltung«. Nichts ändert sich »von selbst«, der Betroffene muss zu einer Veränderung bereit sein und Veränderungen realisieren wollen. Dennoch ist Psychotherapie auch ein Schutzraum. Aber dieser Schutzraum muss (gestärkt!) wieder verlassen werden, denn die Anforderungen des Lebens außerhalb müssen nach wie vor bewältigt werden. Auch ist die Therapie kein Selbstzweck. Sie kann nur ein einzelner Baustein der persönlichen Lebensgestaltung und der Lebensbewältigung sein.

> *»Ich habe mich zu einer Psychotherapie entschlossen, nachdem ich mich täglich mit brutal viel Alkohol ›weggemacht‹ habe, also um mein Leben zu retten. Mein bester und einziger Freund war der Alkohol und mein größter Feind war ich selbst. Als Erstes habe ich entgiftet und habe dabei sehr viel positive Unterstützung erfahren. Zu meinem Selbstschutz bin ich zwei Monate in der Klinik geblieben (die Regel sind zwei Wochen). Habe mich dann für eine Tagesklinik entschieden, weil ich mich immer noch für so stark hielt, Leben und Therapie gleichzeitig zu bewältigen. Die Tagesklinik war den Namen nicht wert. Also habe ich angefangen, eine Langzeittherapie für mich zu organisieren. Von der Klinikseite bekam ich keinerlei Unterstützung, also habe ich alles allein durchgezogen (Stolz). Habe*

mir dann von verschiedenen Kliniken Therapiekonzepte (nicht diese niedlichen Hausprospekte) zuschicken lassen und habe mich danach entschieden.
Therapiekonzept: tiefenpsychologische Orientierung. Therapieformen: Kunst-, Sport-, Gestalt-, Gruppen- und Einzeltherapie. Im Konzept wird darauf verwiesen, dass zunehmend Borderliner unter den Patienten zu finden sind und dass die Klinik diesen nicht unbedingt gerecht werden könne. Das fand ich ehrlich. Fazit: Ich bin mit einem Selbstwertgefühl in die Therapie gegangen, als ich mich unter der Grasnarbe befand, und rausgegangen, als ich mit den Schultern über dem Gras war. Ich habe aus jeder einzelnen Therapieform das Beste für mich rausgezogen (nicht zu fassen, aber man kann lernen, sogar seine Wut im künstlerischen Bereich loszuwerden – habe die Pinsel nachher gar nicht mehr gezählt).
Ansonsten habe ich gelernt, Gefühle wahrzunehmen und auch auszuhalten, mich besser abzugrenzen. Kurz, ich habe mich besser kennengelernt. Ich habe im Anschluss noch eine Nachsorgetherapie gemacht, die aus Einzel- und Gruppentherapie bestand und hervorragend war. Meine Einzeltherapeutin hat sich nie in das Thema ›Sucht‹ verbissen, sondern sich mit dem Thema ›Borderline‹ auseinandergesetzt.
Abschließend kann ich nur sagen, dass es keine ›falsche‹ oder ›richtige‹ Therapie gibt. Eine Therapie kann nur so viel bringen, wie man selbst bereit ist einzubringen. Voraussetzung dafür ist zum einen die Kapitulation vor sich selbst, zum anderen der Wille dazu, die Konsequenzen zu ertragen, die eine Therapie mit sich bringt. Ich kann nicht sagen, dass mein Leben heute einfacher geworden ist, aber wenigstens verständlicher, und ich weiß heute, wie und wo ich Hilfe finden kann, wenn das Leben nicht mehr auszuhalten ist.«

Welche Veränderungen eine Therapie ermöglicht, hängt stark von den persönlichen Motiven und Erwartungen der Betroffenen ab. Das Ergebnis einer erfolgreichen Psychotherapie ist daher, dass sich die Betroffenen nach dem Abschluss sehr viel mehr ihren individuellen Werten und Zielen widmen können.

Voraussetzungen für die Psychotherapie

Die Voraussetzung für eine Therapie ist der »Behandlungsvertrag«. Damit ist eine Vereinbarung darüber gemeint, welche Regeln und Ziele für die Therapie gelten sollen. »Vertrag« bedeutet nicht in jedem Falle, dass diese Vereinbarungen auch schriftlich festgelegt werden, obwohl das durchaus sinnvoll sein kann. Eine wichtige Voraussetzung für die Psychotherapie ist der persönliche Wille, etwas zu verändern. Diese Veränderungen sollten nicht allein die Lebensumstände betreffen, sondern auch eine innere Entwicklung umfassen. Und: Die Ziele sollten möglichst konkret sein.

Von erfahrenen Therapeutinnen und Therapeuten wird empfohlen, bereits am Anfang über Regeln nachzudenken, wie mit Therapiegefährdungen umgegangen werden soll. Diese Regeln betreffen insbesondere den Umgang mit Suizidalität sowie Drogen- und Alkoholmissbrauch. Die persönlichen Grenzen des Betroffenen und die des Therapeuten sind hierbei entscheidend. Gerade bei der Borderlinestörung ist die Vereinbarung einer größtmöglichen Offenheit wichtig. Auch dic eher peinlichen und unangenehmen Aspekte der Erkrankung müssen besprochen werden können. Zu den Voraussetzungen der Therapie gehört außerdem, dass der Therapeut seinen Ansatz und seine Umgangsformen erläutert. Trotzdem verbleibt die Verantwortung für Veränderungen bis zuletzt bei den Klientinnen und Klienten. In diesem Sinne sollten diese auch Verantwortung beim Scheitern der Therapie mitübernehmen.

Vereinbarungen über die Voraussetzungen und die Regeln innerhalb der Therapie sollten für beide Seiten eine große Verbindlichkeit haben. Wird im Laufe der Therapie deutlich, dass gegen Vereinbarungen und Regeln fortlaufend verstoßen wird, dann muss neu darüber nachgedacht werden, warum das so ist und welchen Zielen die Therapie folgen soll. Eventuell müssen Vereinbarungen verändert werden, auch dies muss jedoch wiederum klar und offen erfolgen.

Erfahrungen mit Therapeuten

Die Erfahrungen mit Therapeuten fallen natürlich unterschiedlich aus, aber schlechte Erfahrungen zu machen bedeutet keineswegs, dass eine Therapie nicht auch genutzt hat. Es ist nicht einfach, die Eignung eines Therapeuten für den Umgang mit Borderlineerkrankten zu definieren. Sicherlich spielen Erfahrungen eine große Rolle, aber auch die Haltung zu den Betroffenen und die Einstellung zur Störung haben einen Einfluss auf die Qualität des therapeutischen Kontakts. Die Therapie der Borderlinestörung war zudem lange Zeit davon belastet, dass von den Therapeuten bereits im Vorfeld heftige Konflikte erwartet wurden und dies bereits ihre Vorannahmen prägte. Gleichwohl trägt auch der Patient Verantwortung für das Gelingen der therapeutischen Beziehung, auch er muss sich kooperativ verhalten.

Alle, die sich mit der Behandlung der Borderlinestörung beschäftigt haben, betonen die Bedeutung der »Container«-Funktion in der Psychotherapie. Damit ist die Fähigkeit eines Therapeuten gemeint, die Emotionen des Patienten aufzunehmen und auszuhalten – die »tragende« Funktion der Therapie also. Eine wichtige Voraussetzung dafür ist, dass ein Therapeut mit Krisen der Patientinnen und Patienten umgehen kann. Außerdem ist es erforderlich, ein ausgewogenes Verhältnis zwischen Nähe und Distanz herzustellen. Wenn sich ein Therapeut distanziert verhält und kritische Kommentare bevorzugt, ist es sehr schwer, eine ausreichende Offenheit in der therapeutischen Beziehung zu erreichen. Eine zu große Nähe zu den Problemen erschwert allerdings ebenfalls die nüchterne Reflexion und erhöht die Gefahr unkontrollierter Reaktionen. Es ist immer von Vorteil, wenn sich auch der Therapeut infrage stellen kann und seine eigenen Grenzen berücksichtigt.

Gleichwohl müssen die Betroffenen selbst zu einer guten therapeutischen Beziehung beitragen. Wichtig ist beispielsweise eine gewisse Zuverlässigkeit im Einhalten von Vereinbarungen. Auch die Verweigerung der Mitarbeit, etwa durch fehlende Offenheit, kann die therapeutische Beziehung nachhaltig belasten. Alkohol- oder Drogenkonsum beispielsweise wird häufig verheimlicht.

Manche Symptome der Störung können auch Therapeutinnen und Therapeuten überfordern. Die Berücksichtigung der Grenzen eines Therapeuten ist ein Schutz gegen das Misslingen der Therapie. Wichtig ist, dass insbesondere der private Bereich geschützt bleibt.

Auch das Aushalten von Androhungen hat Grenzen. So sind häufige Ankündigungen suizidaler Handlungen auf Dauer eine Gefährdung der erfolgreichen Therapie. Aufgrund der Beziehungsstörung im Rahmen der Borderlineerkrankung können Betroffene dazu neigen, gegenüber dem Therapeuten eine »feindselige« Haltung einzunehmen. Es ist nicht zu erwarten, dass ein

Therapeut zu allen solchen Situationen direkt eine Lösung anbieten kann. Ungeduld wird daher die Motivation des Therapeuten negativ beeinflussen. Eine therapeutische Beziehung, in der es in erster Linie zu gegenseitigen Vorwürfen und Abwertungen kommt, kann auf Dauer nicht gelingen.

Es gibt viele Verhaltensweisen aufseiten des Therapeuten, die eine Rolle in therapeutischen Beziehungen spielen. Die notwendige Distanz haben wir bereits erwähnt. Es kann nicht hilfreich sein, wenn es ein Therapeut darauf anlegt, den Patienten von sich abhängig zu machen. Eine solche Gefahr ist vor allem dann gegeben, wenn Therapeuten ihre eigenen Möglichkeiten überschätzen. Aber auch eine starke Unsicherheit sowie das Nichtbeachten eigener Emotionen können den Ablauf der Therapie negativ beeinflussen. Eigentlich ist es notwendig, dass ein Therapeut ein Gleichgewicht zwischen Akzeptanz und Veränderungsbereitschaft herstellt.

Es ist wichtig, dass ein Therapeut auf der Einhaltung von Regeln besteht, gleichzeitig aber seine eigene Flexibilität beibehält. Ebenso sind die Offenheit und Authentizität des Therapeuten von Bedeutung, denn für die Betroffenen ist es in der Regel von großem Interesse, was der Therapeut denkt. Wird eine gegenseitige Offenheit erreicht, können auch kritische Bemerkungen besser akzeptiert werden. Alles in allem ist es gerade im Rahmen der Borderlinestörung bedeutsam, die therapeutische Beziehung sorgfältig auszuhandeln und immer wieder über negative oder unangenehme Gefühle (etwa Enttäuschungen) zu sprechen. So schützen sich beide vor überzogenen Erwartungen und ermöglichen eine fortlaufende Klärung des Arbeitsbündnisses.

Den richtigen Therapeuten finden

Eine häufige Erfahrung bei der Suche nach einer Psychotherapie betrifft die lange Wartezeit. Viele Erkrankte kommen zwar am Anfang aufgrund von Krisen und Notfällen zur Psychotherapie, sind dann oft aber noch nicht wirklich aufnahmefähig für therapeutische Interventionen. So haben die Psychotherapie und ihr Erfolg immer auch etwas mit dem »richtigen« Zeitpunkt zu tun.

> *»Meine erste Therapie fand nach einem Suizidversuch statt. Mein damaliger Therapeut hat mir (ich bin missbraucht worden durch den eigenen Vater) so nette Fragen gestellt wie: ›Was hast denn du getan, um deinen Vater zu reizen?‹ Oder: ›Könntest du dir vorstellen, mit mir zu schlafen?‹ Trotzdem habe ich es riskiert, noch mal einem Therapeuten zu vertrauen, und habe es nicht bereut.«*

Es ist immer wieder schwer, bei der Vielfältigkeit der Angebote die richtige Therapie und den richtigen Therapeuten zu finden. In der Regel ist auch die Flut der Informationen im Internet nicht immer in ihrer Qualität einzuschätzen. Günstig ist es, wenn man auf die Erfahrungen anderer Betroffener zurückgreifen kann. Dies ist aber nur in Ausnahmefällen möglich. Zunächst ist man meistens auf das Prinzip »Versuch und Irrtum« angewiesen.

Zu Beginn der Suche sollte eine allgemeine Beratung stehen. Diese erste Beratung können therapeutisch Tätige (Hausärzte, Psychotherapeuten, Psychiater), Beratungsstellen, aber auch Freunde und Mitbetroffene leisten. Manchmal verfügen die Krankenkassen über Informationen, ebenso die regionale Kassenärztliche Vereinigung.

Bei der Behandlung der Borderlinestörung sollte die Psychotherapie im Vordergrund stehen. Sie kann durch einen entsprechend fortgebildeten ärztlichen oder psychologischen Psychotherapeuten durchgeführt werden. Oben wurde bereits erwähnt, dass auch die stationären Angebote unterschiedlich spezialisiert sind. In der Regel haben die einzelnen Kliniken Informationsmaterial, aus dem der Spezialisierungsgrad ersichtlich wird. Internetangebote helfen bei der Suche, etwa diese Seite: *www.psychotherapiesuche.de*. Da in vielen Fällen zunächst eine ambulante Behandlung erfolgt, können auch Therapeuten Auskunft über die Adressen der Kliniken geben.

Wenn möglich, sollte vor der Aufnahme einer stationären Therapie ein Erstgespräch vereinbart werden. Dabei können die Behandlungsbedingungen geklärt und ein erster Eindruck vom Umgang mit der Störung gewonnen werden. Beispielsweise wird zuweilen bei zusätzlichem Alkohol- und Drogenmissbrauch eine vorgelagerte Entgiftungsbehandlung gefordert. Es ist nicht nur wichtig, den richtigen Therapeuten zu finden, sondern auch Fehlentscheidungen zu korrigieren. In diesem Sinne ist es günstig, zusammen mit dem Therapeuten den Behandlungsverlauf in gewissen Abständen zu reflektieren und im Hinblick auf die Erwartungen zu bewerten. Kommt es zu keinen spürbaren Fortschritten, kann eventuell eine Behandlungspause oder ein Wechsel des Therapeuten vereinbart werden. Der Wechsel in der Therapie ist am Anfang oft ohne Unterbrechung möglich, später kann allerdings vonseiten des Kostenträgers eine Sperrzeit vorgegeben werden.

Aufgrund der emotionalen Empfindlichkeit und einem grundsätzlichen Misstrauen neigen manche Betroffene dazu, die Beziehung infrage zu stellen. Auch wenn es legitim ist, eine Therapie zu beenden, wenn Therapeut und Klient nicht harmonieren, so sollten sich Betroffene bemühen, auch schwierige therapeutische

Phasen durchzustehen. Gerade die psychotherapeutische Wirkung profitiert außerordentlich von Konstanz und der zwischenmenschlichen Entwicklung. Und eine therapeutische Krise kann immer auch ein Gewinn sein.

Themen in der Psychotherapie

Im Rahmen der Therapie können natürlich ganz verschiedene Themen in den Mittelpunkt geraten. Über den gesamten Therapieverlauf hinweg behält die Qualität der therapeutischen Beziehung jedoch ihre zentrale Bedeutung. Dabei muss es gelingen, auch negative Erfahrungen und Gefühle anzusprechen. Weil die therapeutische Beziehung ein wichtiges Instrument zur Veränderung ist, sollte sie immer wieder im Mittelpunkt der Diskussion stehen. Das, was hier und jetzt passiert, gibt Aufschluss darüber, wie Beziehungen gestaltet werden und welche Störungen entstehen. Es ist dabei nicht wichtig, direkt zu Erklärungen von Beziehungsstörungen zu kommen. Oft ist eine zunächst offenbleibende Frage sehr viel sinnvoller. Warum kommt kein richtiges Gespräch zustande? Was löst die innere Unruhe aus? Das sind Fragen, die im Verlauf geklärt werden sollten. Dazu gehört natürlich auch das Austragen von Konflikten. Warum ist eine »Hausaufgabe« nicht erledigt worden, ein Termin versäumt oder ein »Ziel« noch nicht umgesetzt worden?

Ansonsten verändern sich mit der Entwicklung der Therapie auch die Schwerpunkte und Themen. So wird am Anfang die Sicherung der körperlichen und psychischen Gesundheit im Vordergrund stehen. Bei der sich anschließenden Vermittlung von Fertigkeiten treten die Selbstwirksamkeit und dann die kritische Reflexion über Denk-, Fühl- und Verhaltensmuster hervor. Bei der Therapie der Borderlinestörung ist zudem ein sorgfältiger

Umgang mit Zeit erforderlich. Für viele ist eine klare Absprache darüber wichtig, wie lange eine Behandlung geplant wird. Dies wird vor allem durch die Vereinbarung und Überprüfung von Zielen erreicht, aber auch vom notwendigen Transfer in den Alltag bestimmt.

Im Zusammenhang mit dem Hier und Jetzt stehen in der Therapie die äußere Realität, in der sich die Störung zeigt, aber auch die bereits erreichten Veränderungen und Fortschritte im Fokus. Die Erfahrungen der Vergangenheit können Aufschluss geben, wie sich bestimmte Verhaltensmuster entwickelt haben und in welchem Umfang sie auf die Gegenwart einwirken. Gerade bei Traumatisierungen wirkt die Vergangenheit stark in die Gegenwart hinein. Durch die Beschäftigung mit der Vergangenheit lassen sich Ängste der Gegenwart erklären. Die Beschäftigung mit der Vergangenheit hat allerdings nur dann Sinn, wenn der Bezug zur Gegenwart hergestellt wird, obwohl dieser Bezug gelegentlich nicht auf den ersten Blick ersichtlich ist.

Ein weiteres wichtiges Thema der Therapie ist die Bewältigung der lebenszyklischen Aufgabenstellungen. Hier kommt die Zukunftsgestaltung in den Blick. Es hat sich als günstig erwiesen, diese Themen als Zwiebelschalen zu verstehen. Die Beschäftigung mit der Gegenwart und mit den aktuellen Problemen führt im Therapieprozess zur Auseinandersetzung mit der Vergangenheit und dann zur Planung der Zukunft. Für Letzteres muss aber bereits ein gewisses Maß an Gesundheit, also an Stabilität, erreicht sein.

Bei vielen Themen geht es darum, die eigenen Urteile zu überdenken. Auch aus dieser Perspektive ist die Fähigkeit, Fragen zu stellen, wichtiger, als schnell Erklärungen zu finden. Besonders bei Konflikten kann eine offene Frage den inneren Zwiespalt aufdecken, der die Lösung des psychischen Konflikts erschwert. So steht die Erklärung der Störung eigentlich am Ende der Behandlung und stellt einen Punkt dar, mit dem der therapeutische Prozess abgerundet werden kann.

Besonderheiten der spezifischen Therapieprogramme

Ein empirischer Nachweis für die Wirksamkeit einer Therapie ist ausschließlich bei einigen der spezifischen Therapieprogramme gelungen. Die Besonderheiten dieser Programme bestehen darin, dass sie spezifisch für die Borderlinestörung entwickelt wurden, ein bestimmtes Krankheitsmodell zur Grundlage haben, dem Krankheitsmodell angepasste therapeutische Strategien enthalten und verschiedene Vorgehensweisen zu einem zeitlich strukturierten Programm (Prozessorientierung mithilfe von Manualen) zusammenfassen. Außerdem enthalten alle Programme Vorschläge zur Verbesserung der Zusammenarbeit und richten sich nach einer am Anfang formulierten Therapievereinbarung. Es handelt sich jeweils um sogenannte Komplexbehandlungen, wobei verschiedene Settings wie Einzel- und Gruppentherapie miteinander kombiniert werden. Allen Therapieprogrammen ist gemeinsam, dass die Eigenverantwortung der Betroffenen bei der Zusammenarbeit eine herausragende Rolle spielt.

Bei den wirksamen Verfahren kommen verschiedene therapeutische Strategien zur Anwendung, die auch die Art der Beziehungsgestaltung betreffen. Bei allen Verfahren handelt es sich um »Kurzzeittherapien«, womit Zeiträume von ein bis zwei Jahren gemeint sind. Der Schwerpunkt dieser Verfahren liegt in der ambulanten Therapie. Im Folgenden werden einige Therapieverfahren veranschaulicht.

Übertragungsfokussierte Psychotherapie als spezialisierte psychodynamische Therapie

Beim psychodynamischen Verfahren handelt es sich um ein Konzept, das auf der sogenannten Objekttheorie aufbaut. Das zentrale Ziel ist hierbei, die Angst vor der Wahrnehmung von Widersprüchen zu reduzieren und den Betroffenen somit einen realistischeren Umgang mit Beziehungen zu ermöglichen. Hauptübungsfeld für eine solche Entwicklung ist die therapeutische Beziehung selbst.

Die Therapie erfolgt in zwei Schritten: Zunächst werden die Regeln und Formen des Umgangs miteinander festgelegt. Diese Verhandlung kann sich über einen längeren Zeitraum erstrecken. Die Vereinbarungen enthalten Überlegungen zur Motivation, zu den Zielen, zu der Art und Weise des Umgangs miteinander, zur Verständigung auf Offenheit sowie zu Regeln im Umgang mit therapiegefährdendem Verhalten und die Klärung der Verantwortung für die Veränderung. In einer zweiten Phase erfolgt dann die Thematisierung der Beziehungsstörung.

Im Gegensatz zu anderen Behandlungen, die sich von der Psychoanalyse herleiten, nimmt bei dieser Therapie der Therapeut eine durchaus aktive Rolle ein. Die verwendeten Techniken sind die Klärung, die Konfrontation und die Deutung. Dabei handelt es sich um abgestufte Interventionen, um auf Widersprüche und Konflikte hinzuweisen und sie zu erklären. Treten im Verlauf der Behandlung Schwierigkeiten auf, dann wird die Therapie unterbrochen und wieder mit den Verhandlungen über die Grundlagen der Therapie begonnen. Die Beschäftigung mit der Vergangenheit trägt zu einer Orientierung am Hier und Jetzt bei. Auch darin unterscheidet sich diese Behandlung von anderen psychoanalytischen Ansätzen.

Der besondere Wert dieses Ansatzes ist die Beschäftigung mit inneren, häufig unerkannten Konflikten und deren Auswirkungen auf die Wahrnehmung und die spontanen Reaktionen. Das trägt in der Regel zu einem besseren Verständnis und zur Einordnung von unmittelbaren Urteilen und damit verbundenen Reaktionen bei. Konflikte können so bearbeitet und Widersprüche aufgelöst werden.

Die Dialektisch-Behaviorale Therapie

Bei der Dialektisch-Behavioralen Therapie (DBT) handelt es sich um ein kognitiv-verhaltenstherapeutisches Programm, das auf dem Modell der emotionalen Instabilität aufbaut. Vor allem die angewandten Techniken sind dem Repertoire der kognitiven Verhaltenstherapie entnommen, etwa Training der sozialen Kompetenz, Exposition (Auseinandersetzung mit der konkreten Situation, in der sich die Störung bemerkbar macht), Notfallmanagement und kognitive Umstrukturierung (Veränderung der Haltung gegenüber Situationen des alltäglichen Lebens). Dieses Verfahren baut auf verschiedenen Strategien auf. Es sollen Techniken der Akzeptanz entwickelt werden, die die Bestätigung von Erfolgen und die Steigerung der inneren Achtsamkeit fördern. Aber auch die Möglichkeiten der Veränderung werden thematisiert. Einen zentralen Ansatzpunkt stellen die dialektischen Strategien dar, die eine gewisse Ähnlichkeit mit dem oben beschriebenen psychodynamischen Vorgehen haben.

Dialektische Strategien zielen darauf ab, in der therapeutischen Beziehung auf Gegensätze im Leben der Patientinnen und Patienten hinzuweisen und sie aufzulösen. Damit soll das Schwarz-Weiß-Denken überwunden werden. Die Therapie stützt sich auf vier Module: die Einzeltherapie, das Fertigkeitentraining, die Telefonberatung und die Supervisionsgruppe (als Kontrollinstanz). Die Behandlung unterteilt sich in vier Phasen mit jeweils eigenen Schwerpunkten:

Vorbereitungsphase:

1. Aufklärung über die Behandlung, Zustimmung zu den Behandlungszielen
2. Motivation und Zielanalyse

Erste Therapiephase:

1. Suizidales und parasuizidales Verhalten
2. Therapiegefährdendes Verhalten
3. Verhalten, das die Lebensqualität beeinträchtigt
4. Verbesserung der Verhaltensfertigkeiten (Fertigkeitstraining)

   - innere Achtsamkeit
   - zwischenmenschliche Fähigkeiten
   - bewusster Umgang mit Gefühlen
   - Stresstoleranz
   - Selbstmanagement

Zweite Therapiephase:

1. Bearbeitung des Posttraumatischen Stresssyndroms

Dritte Therapiephase:

1. Steigerung der Selbstachtung
2. Entwicklung und Umsetzung individueller Ziele

Ursprünglich war die Bearbeitung des Posttraumatischen Stresssyndroms in der DBT für eine spätere Therapiephase vorgesehen. Mittlerweile gibt es aber auch Ansätze, die im Sinne der oben beschriebenen Konfrontation eine frühere Bearbeitung ermöglichen.

Der besondere Wert der DBT liegt sicher in der systematischen Bearbeitung zentraler Themenfelder. Dazu gehört beispielsweise das Stresstoleranz-Training und die Bearbeitung der mit Stress verbundenen ungünstigen Bewältigungsstrategien. Auch stellt die DBT in einer besonderen Weise sicher, dass die Krisenbewältigung und die Bearbeitung anderer wichtiger Themen sorgfältig getrennt bearbeitet werden. So lässt sich sicherstellen, dass die angewandte Technik dem jeweiligen »Modus« angepasst werden kann und damit Überforderungen vermieden werden. Damit ist auch die Trennung zwischen einer systematischen Arbeit und kurzfristig verfügbarer Krisenintervention möglich.

Der mentalisierungsbasierte Ansatz

Da der Umgang mit Emotionen vor allem in sozialen Bindungen gelernt wird, haben bindungstheoretische Ansätze in die Behandlung der Borderlinestörung Eingang gefunden. Die »Mentalisierungsbasierte Therapie« (MBT) stellt hierbei den wichtigsten Ansatz dar. Im Zentrum stehen die therapeutische Beziehung und die Bearbeitung emotionaler Reaktionen. Dabei soll vor allem die Fähigkeit gelernt werden, sich in die Motive und emotionalen Reaktionen anderer Menschen hineinzuversetzen und dabei zu einem besseren Verständnis anderer und des eigenen Selbst zu kommen. Ausgangspunkt für den mentalisierungsbasierten Ansatz ist die Bindungstheorie, also die Erkenntnisse darüber, wie Emotionen in sozialen Bindungen entwickelt und verändert werden. Ankerpunkte der Therapie sind die Spiegelung von Emotionen in Bindungsbeziehungen und das Erlernen von Empathie, also die Vergegenwärtigung der subjektiven Aspekte des Handelns. Entwickelt wurde die MBT in einem tagesklinischen Setting über einen Zeitraum von zwölf Monaten.

Der besondere Wert der MBT liegt sicherlich in der spezifischen Förderung einer konstruktiven Zusammenarbeit und der Betonung der Interaktion in Beziehungen. Durch »Spiegelungen« vonseiten des Therapeuten wird erreicht, dass innerhalb der Beziehung die eigenen Haltungen und Sichtweisen flexibilisiert werden können und daher ein besseres und umfassenderes Verständnis von sich selbst und den anderen möglich wird.

Die Schematherapie

Die emotionale Instabilität und die Besonderheiten in der biografischen Entwicklung der Betroffenen erhöhen das Risiko, dass es zu ungünstigen (dysfunktionalen) Kopplungen von Erfahrung, emotionaler Bewertung und Verhaltenstendenzen kommt. Die Schematherapie zielt darauf, diese ungünstigen Kopplungen aufzulösen und zu verändern sowie neue, bessere Schemata zu ermöglichen. Ziele der Schematherapie sind:

- Einschätzung und Edukation bezüglich Schemata,
- Veränderung ungünstiger Grundannahmen,
- Einsatz der Therapiebeziehung als Mittel zur Veränderung ungünstiger Grundannahmen,
- erlebnisorientierte und emotionsfokussierte Interventionen,
- Unterbrechung ungünstiger Verhaltensmuster,
- Förderung der Eigeninitiative,
- Rollenspiele und Imaginationen zur Identifikation und Überwindung von Hindernissen bei der Umsetzung geplanter Verhaltensänderungen,

- das Durchsprechen der möglichen Notwendigkeit größerer Veränderungen in der Lebensplanung,
- das Setzen von Grenzen, wenn der Patient therapiegefährdendes Verhalten zeigt.

Die Schematherapie kann sowohl im Einzelkontakt als auch in der Gruppentherapie angewandt werden. Erprobt wurde sie vor allem in der ambulanten Behandlung. Hierfür gibt es auch Wirksamkeitsnachweise.

Der besondere Wert der Schematherapie liegt in der Aufdeckung und Veränderung starrer und schädlicher Schemata (Haltungen), die einer positiven Entwicklung im Weg stehen. Dadurch können positive Entwicklungen und die Bewältigung von Lebensaufgaben ermöglicht werden.

STEPPS

STEPPS ist ein ergänzendes Fertigkeitentraining, das verschiedene Ansätze vereint, sich aber vor allem an den Prinzipien der Schematherapie und der kognitiven Verhaltenstherapie orientiert. Das Trainingsprogramm gliedert sich in drei Schritte:

3. die Krankheit erkennen und annehmen,
4. Umgang mit Emotionen,
5. Verhaltenstraining.

Im Verhaltenstraining wird vor allem der Umgang der Betroffenen mit dem Alltag in den Blick genommen, etwa die Ernährung, die Tagesstruktur, die Freizeitgestaltung etc. Für STEPPS gibt es mittlerweile auch einen Wirksamkeitsnachweis, wobei vor allem die Verhaltensdimensionen untersucht wurden. STEPPS ist stark auf eine langfristige ambulante Betreuung angelegt. Es kann an verschiedene Rahmenbedingungen angepasst werden und ist dadurch sehr flexibel einsetzbar.

Der besondere Wert von STEPPS liegt vor allem darin, dass eine systematische und längerfristige Behandlung der Borderlinestörung im ambulanten Bereich möglich wird. Der Einbezug des sozialen Kontextes, die Förderung von Selbsthilfestrategien und die Möglichkeit, erlernte Strategien direkt anzuwenden, gehören dazu. Ebenso bekommt in STEPPS die Umsetzung der Behandlungsergebnisse in den Alltag, also der Transfer in das eigene Leben im Rahmen des Verhaltenstrainings, eine besondere Beachtung.

Ergänzende therapeutische und sozialpsychologische Interventionen

Die wirksamen Therapien der Borderlinestörung lassen sich schon lange nicht mehr eindeutig einer einzelnen therapeutischen Schule zuordnen. Vielmehr wurden in allen Verfahren noch Anleihen aus anderen Bereichen gemacht, die sich etwa bei der Verbesserung der Stresstoleranz als hilfreich erwiesen haben. Hierzu gehören insbesondere suggestive Verfahren.

Die Behandlung des Posttraumatischen Belastungssyndroms (PTBS) hat in den letzten Jahren eine große Beachtung gefunden und zur Entwicklung einer Reihe von Behandlungstechniken beigetragen. Auffallend häufig kommen dabei suggestive und autosuggestive Methoden zur Anwendung, die sich vor allem der Imagination bedienen. Ziel ist die Stärkung der inneren Sicherheit im Umgang mit Erinnerungen und die therapeutische Begleitung einer vorsichtigen Konfrontation mit diesen Erinnerungen, um eine Einstellungsänderung zu ermöglichen. Als Beispiel soll hier das sogenannte EMDR (»Eye Movement Desensitization and

Reprocessing«) erwähnt werden. Bei dieser Technik werden Erinnerungen an die traumatisierenden Ereignisse hervorgerufen. Anschließend soll der Betroffene horizontale Augenbewegungen ausführen. Hierbei kommt es im günstigen Fall zu einer Verarbeitung des Traumas, sodass die Erinnerungen nicht mehr so belastend sind.

Eine Weiterentwicklung in der Therapie der PTBS – auch der komplexen PTBS – ist sicherlich die Beachtung der verschiedenen Gedächtnissysteme bei der Entstehung einer Posttraumatischen Belastungsstörung, denn für die Entstehung der Störung wird auch eine Diskrepanz zwischen episodischen und impliziten Gedächtnisinhalten verantwortlich gemacht. Im Rahmen eines Re-Scripting (eines Umschreibens) soll das episodische Gedächtnis so weit modifiziert und ergänzt werden, dass auch implizite Gedächtnisinhalte nicht der Gegenwart, sondern der Vergangenheit zugeordnet werden können.

All diese Techniken sollten nur mit therapeutischer Begleitung angewendet werden. Sie sind speziell ausgebildeten Therapeutinnen und Therapeuten vorbehalten.

Es gibt zahlreiche Hinweise darauf, dass auch kreative Ansätze, wie etwa Kunst- oder Musiktherapie, helfen können, die Störung zu überwinden. Auch haben längst achtsamkeitsbasierte Verfahren einen festen Platz in der Therapie der Borderlinestörung. Sie sind sogar in einigen manualisierten Programmen feste Bestandteile. Grund ist sicherlich der Wert dieses Ansatzes bei der Förderung der Stresstoleranz. Inwieweit rehabilitative Ansätze einen Wert haben, muss sicherlich noch geklärt werden, gerade weil die soziale und berufliche Teilhabe bei Borderlinekranken wichtige prognostische Faktoren darstellen.

Borderlinebetroffene erhalten in den letzten Jahren vermehrt Unterstützung durch psychosoziale Hilfen, etwa durch das Betreute Wohnen oder durch sozialtherapeutische Wohngemeinschaften. Auch hier ist der Nutzen noch nicht systematisch untersucht.

Umsetzung der Therapieergebnisse

Eine Therapie ist nur dann erfolgreich, wenn sich Veränderungen bei den Symptomen und in der Lebensgestaltung ergeben. Es reicht nicht aus, wenn sich der Betroffene nur innerhalb der Therapie besser fühlt, im Alltag aber weiterhin die Symptome in ähnlicher Form erlebt. Der Transfer der Ergebnisse in den Alltag ist ein wichtiges Thema in der Psychotherapie. Er wird allerdings von den unterschiedlichen therapeutischen Richtungen in je spezifischer Form betrachtet, sodass bei einigen Verfahren die Verantwortung für den Transfer allein den Betroffenen obliegt. Der Therapeut erfährt von diesem Transfer zudem lediglich durch die Erzählungen der Betroffenen, wobei er auf deren Offenheit angewiesen ist. Selbstverständlich besteht dann die Gefahr, dass es nur zu einem scheinbaren therapeutischen Erfolg kommt. Bei anderen Verfahren wird den Betroffenen der Transfer durch konkrete Übungen erleichtert. Dies mindert allerdings die Freiheitsgrade, macht aber die Überprüfung des Transfers leichter.

Die langfristigen Ergebnisse einer Therapie stellen sich in vielen Fällen erst nach dem Abschluss der Behandlung heraus. Gelegentlich ist es sogar so, dass die Verbindung zwischen Therapie und Veränderung auch von dem Betroffenen nicht mehr unmittelbar wahrgenommen wird. Letztendlich ist es aber für den Erfolg der Therapie entscheidend, dass langfristige Veränderungen erreicht werden. Vielleicht dient die Formulierung von Zielen innerhalb der Therapie zur Entwicklung eines Maßstabs, der auch mittel- und langfristig zur Überprüfung des Erfolgs hilfreich ist.

Bei der Borderlinestörung lassen sich in der Regel nicht alle Symptome durch Behandlung reduzieren oder zum Verschwinden bringen. Manchmal ändert sich allein der Umgang mit den Störungen. Das Ergebnis einer Behandlung kann an der Steigerung der Lebensqualität und der Selbstständigkeit gemessen werden. Bei der Umsetzung der Therapieergebnisse ist zu berücksichtigen, dass es nicht allein um die Entwicklung von Lösungen aktueller Probleme geht, sondern dass insgesamt die Möglichkeiten der Bewältigung erweitert werden. Der Umgang mit Anforderungen und Stress, die Gestaltung von Beziehungen, der Umgang mit Zeit und die Entwicklung von Lebensperspektiven fallen darunter. Es ist ein bedeutender Erfolg, wenn durch eine Therapie die soziale Kompetenz wesentlich gesteigert werden kann.

Typische Schwierigkeiten während der Therapie

Gerade bei der Therapie der Borderlinestörung kommt es leider oft zu Verwerfungen und Krisen in den Beziehungen zwischen Helfenden und Betroffenen. Das gefährdet die Therapie insgesamt, zumindest aber ein positives Therapieergebnis. Im Extremfall kann es dabei zu regelrechten Blockaden und festgefahrenen Situationen kommen. Die Verantwortung liegt dabei in der Regel auf beiden Seiten und sollte immer Anlass sein, die eigene Haltung auf beiden Seiten nochmals kritisch zu reflektieren.

Die Anlässe für derartige Blockaden können vielfältig sein, wobei oft die gegenseitigen Erwartungen eine Rolle spielen. Diese Störungen nehmen ihren Ausgang von nicht reflektierten Grundhaltungen. Bei Betroffenen ist dafür meist ein ausgeprägtes Misstrauen verantwortlich, auf dessen Grundlage die Beziehung fortlaufend überprüft und bewertet wird. Die Therapeuten beachten ihrerseits nicht ausreichend, dass eine gute und verbindliche Vereinbarung (Therapievertrag) die Voraussetzung für das Gelingen ist. Dazu ist eine Verhandlungsethik notwendig, die zur Klarheit der jeweiligen Aufgaben beiträgt. Beispielsweise kann eine Krisenintervention misslingen, weil vonseiten des Helfers eine viel zu hohe Erwartung an die Lösungskompetenz des Betroffenen besteht. In einer ähnlichen Art und Weise können Betroffene ähnlich hohe Erwartungen an den Helfer entwickeln, wenn sie selbst ausschließlich passive Lösungsstrategien anwenden.

In diesem Sinne gibt es einige Fallstricke in der gemeinsamen Zusammenarbeit im Rahmen einer Therapie. Beispielsweise:

- besteht Uneinigkeit über das weitere Vorgehen,
- gibt es zwar viele Helfer, aber diese koordinieren ihre Hilfe nur unzureichend,
- ist der Kontakt vor allem durch gegenseitige Vorwürfe und Schuldzuweisungen geprägt,
- verliert einer der Beteiligten die Kontrolle über die Situation und fühlt sich in die Defensive gedrängt,
- gibt es ein nicht ausgesprochenes Verbot, bestimmte Inhalte überhaupt anzusprechen aus Angst, etwas Falsches zu sagen,
- werden die Unterschiede zwischen einer professionellen oder persönlichen Beziehung verwischt,
- kommt es im Rahmen der Hilfe zu einem Loyalitätskonflikt in der therapeutischen Beziehung,
- werden wichtige Inhalte verheimlicht,
- werden Meinungsverschiedenheiten nicht angesprochen und die Suche nach Lösungen entfällt.

Wenn die Schwierigkeiten eskalieren, kann die therapeutische Beziehung insgesamt infrage stehen. Es droht der Therapieabbruch. Obwohl die Trennung in manchen Fällen eine gute oder richtige Lösung sein kann, ist ein Innehalten und die Neuverhandlung der Beziehung in der Regel für alle Seiten die bessere Lösung.

Vernetzung der Therapie

Eine Therapie allein wird nur bei einem Teil der Betroffenen ausreichen, um die Störung erfolgreich zu bewältigen. Insbesondere beim Transfer der Therapieergebnisse in den Alltag spielen andere Möglichkeiten und das soziale Netz der Betroffenen eine wichtige und hoffentlich unterstützende Rolle. Immerhin muss auch die Partnerschaft gepflegt, müssen die Kinder versorgt, muss der Haushalt bewältigt und die Arbeit getan werden. Die soziale Unterstützung hat eine große Bedeutung. Vom Erfolg in allen Lebensbereichen hängt die Prognose der Borderlinestörung entscheidend ab.

Die therapeutischen Aktivitäten müssen daher auch im Kontext der Lebenssituation und der darin enthaltenen Hilfestellungen gesehen werden. Günstig ist in jedem Fall, dass es so etwas wie eine Koordination und ein gemeinsames Verständnis aller Helfenden gibt. In den letzten Jahren sind viele Initiativen in dieser Richtung erfolgt, etwa Anstrengungen von Familien, die Beachtung der Partner und der Kinder sowie Selbsthilfeinitiativen. Schwierig ist allerdings noch die berufliche Integration, zumal Arbeitsstörungen bei Borderlineerkrankten häufig sind. Lange anhaltende Arbeitslosigkeit ist die Folge.

All diese Bereiche müssen sich daher auch in der Therapie widerspiegeln und können nicht völlig getrennt voneinander gesehen werden. So wird insbesondere im STEPPS-Programm den Betroffenen vermittelt, die ihnen zur Verfügung stehenden Ressourcen des sozialen Netzes zu nutzen und auszubauen.

Was hat die Therapie bewirkt

Welche Maßnahmen in der Therapie empfanden Sie als hilfreich?

Zunächst den Notfallkoffer, Ablenkungsstrategien, dann die Anzeichen von Unruhe, Aggression etc. erkennen.
Die Distanz zum Alltag, Fertigkeitentraining, insbesondere Einzelgespräche, das Zusammenspiel in der Therapie.

Welche Fertigkeiten, die Sie in der Therapie gelernt haben, wenden Sie heute konkret an?

Ich gestalte heute den Umgang mit Gefühlen bewusster und besser als früher. Meine Maxime ist: Erst denken (sacken lassen), dann handeln.
Meditationsmusik anhören, Spaziergänge mit dem Hund machen, Gespräche suchen per Telefon oder persönlich, beten, Gymnastik machen oder nach Musik tanzen, fernsehen, lesen, aufräumen und putzen.

Was hat Ihnen geholfen?

Geholfen hat mir eigentlich jede Behandlung, jedes Mal bin ich ein Stück weitergekommen, um eine Lebensform zu finden, die ein würdevolles Leben zulässt.
Mein Glauben an mich, dass ich immer wieder aufgestanden bin, mein Schutzengel, also Gott.
Regelmäßige Gespräche. Ich musste leider auch Medikamente nehmen, die haben aber auch geholfen. Wahrnehmung von Fortschritten.

Woran merken Sie, dass es Ihnen besser geht?

Wenn die Sonne scheint und ich merke, dass die Strahlen meine Haut erwärmen. Wenn der Wind weht und ich spüre, wie er durch meine Haare streift. Wenn es regnet und ich am Himmel die Wolken beobachte.

Ich spüre es, wenn ich die Düfte der Blumen in mich aufsaugen kann, wenn Musik entspannend wirkt, wenn das Wort »Zukunft« eine Bedeutung für mich hat, wenn die Welt etwas freundlicher erscheint und ich am Ende eines Tages mich darauf freue, dass die Sonne am nächsten Tag wieder aufgehen wird. Dann geht es mir gut.

Ich merke es durch die Erkenntnis, dass ich liebenswert bin.

Wenn ich nicht mehr zu viel esse und nicht verzweifelt versuche, die Leere in mir auszufüllen.

Wenn ich schneller einschlafen und durchschlafen kann.

Wenn meine Schmerzen weniger sind und der Tinnitus nachlässt.

Wenn ich nur noch so drei oder vier Stimmungen am Tag erlebe, wenn ich mich ausgefüllt fühle, wenn das Einsamkeitsgefühl weniger wird, wenn ich nicht mehr so verzweifelt bin, wenn ich meine Wohnung aufräumen kann, mich regelmäßig wasche und wenn ich so was wie ein kleines Ziel habe, wenn mir Projekte wieder wichtig sind.

Die Ergebnisse der Psychotherapie der Persönlichkeitsstörungen sind mittlerweile sehr ermutigend, ja, die Effekte der Psychotherapie sind sogar mittlerweile als groß einzustufen. Bei mindestens der Hälfte der Betroffenen ist nach etwas mehr als einem Jahr die Persönlichkeitsstörung »verschwunden«. Die Genesungsrate mit Therapie liegt etwa siebenmal höher als ohne Therapie. Trotzdem gibt es einige Zeitpunkte, bei denen eine Behandlung in eine kritische Phase kommen kann und die aufmerksam reflektiert werden sollten:

- der Beginn und die Art der Beziehungsaufnahme,
- der Beginn der Traumaarbeit,
- die Feststellung, dass alte, dysfunktionale Schutzmechanismen durch die Therapie unwirksam geworden sind,
- der Abschied von Therapie und Therapeut.

Insgesamt zeigt sich der Erfolg der Therapie dadurch, dass die Gestaltungsmöglichkeiten für das eigene Leben viel variabler und befriedigender geworden sind.

Medikamentöse Behandlungsmöglichkeiten

Eine spezifische Behandlung der Borderlinestörung mit Medikamenten gibt es im Grunde nicht. Gleichwohl lassen sich einige Symptome mit Medikamenten behandeln, allerdings nur beim Vorliegen einer Begleiterkrankung. Die Beeinflussung psychischer Krankheitssymptome mit sogenannten Psychopharmaka ist eine vergleichsweise junge Entwicklung, denn erst in den 1950er-Jahren kamen die ersten wirksamen Psychopharmaka auf den Markt.

Nach einer anfänglichen Euphorie über die damit erschlossenen neuen Möglichkeiten folgte sehr bald aufgrund der zum Teil erheblichen Nebenwirkungen eine relative Ernüchterung. Mittlerweile wird den Psychopharmaka daher eher mit Skepsis begegnet. Zunächst glaubte man mit den Medikamenten bestimmte Erkrankungen behandeln zu können, zum Beispiel die Schizophrenie. Inzwischen ist aber deutlich geworden, dass die einzelnen Psychopharmaka nur gegen bestimmte Symptome (oder Symptomkonstellationen, sogenannte Syndrome) wirken. Zuletzt ist eine Vielzahl von Präparaten entwickelt worden. Zur besseren Übersichtlichkeit werden die Medikamente in Hauptgruppen geordnet, wie sie in der folgenden Tabelle dargestellt sind.

Der Einsatz bei Borderlinestörungen richtet sich nach den Zielsymptomen, die durch das Medikament beeinflusst werden sollen. Auch wenn ein kritischer Umgang mit Psychopharmaka angebracht ist, kann ihr Einsatz doch in vielen Fällen eine deutliche Erleichterung bewirken. Wenn von dem behandelnden Arzt eine solche Behandlung empfohlen wird, sollte in jedem Fall nach der Zielvorstellung des Arztes gefragt werden und danach, bei welchen Problemen eine Hilfe zu erwarten ist. Die Veränderung der Zielsymptome erlaubt auch die Kontrolle der Medikamentenwirkung. Die Möglichkeit, dass lediglich ein zufälliges Zusammentreffen von Medikament und Besserung vorliegt, sollte bedacht werden.

Das heißt, dass Psychopharmaka zwar in akuten Krisen kurzfristig Entlastung bringen können und insofern legitime Hilfsmittel sind, eine »Heilung« der Symptome bewirken sie allerdings nicht.

Die Krisenanfälligkeit im Rahmen der Borderlineerkrankung, die beschränkten medikamentösen Einflussmöglichkeiten und die zuweilen bestehende Hilflosigkeit der Helfenden führen leider oft dazu, dass die Weiterverschreibung von Medikamenten als einzige Möglichkeit übrig zu bleiben scheint. Hierbei dominiert der Hilfebedarf der Betroffenen die Suche nach schnellen und verfügbaren Lösungen. Kommt es dabei zu häufigen Kontakten zwischen Helfenden und Betroffenen im Rahmen von Krisen, resultiert oft genug der Einsatz verschiedenster Psychopharmaka daraus. Aus der Sorge vor zukünftigen Krisen wird es schwierig, eine so entstandene *Polypharmazie* wieder zurückzunehmen. In diesem Fall ist es sinnvoll, ein solches Vorgehen kritisch zu hinterfragen, zumal daraus auch eine Schädigung resultieren kann. Gerade dann ist es sinnvoll, den Therapievertrag und die damit verbundenen Ziele und Erwartungen nochmals zu überprüfen. Ratsam ist es, dass insbesondere Psychotherapeuten und Ärzte das jeweilige Vorgehen miteinander absprechen.

Gruppe	Beispiel	Wirkung
Neuroleptika	Haldol® Neurocil®	Die Wirkung der Neuroleptika ist abhängig von deren Potenz. Niederpotente Neuroleptika wirken vor allem sedierend und werden daher als Schlaf- und Beruhigungsmittel eingesetzt. Hochpotente Neuroleptika wirken gegen psychotische Symptome, insbesondere gegen gedankliche Desorganisation und gegen das so genannte paranoidhalluzinatorische Syndrom.
Atypische Neuroleptika	Leponex® Zyprexa® Risperdal®	Atypische Neuroleptika wirken ähnlich wie klassische.
Antidepressiva	Saroten® Ludiomil®	Antidepressiva wirken auf Kernsymptome der Depression wie Freud- und Interessenverlust sowie negative Gedanken. Antidepressiva wirken nur, wenn sie ausreichend hoch dosiert werden, und eine Wirkung ist erst nach einigen Wochen zu erwarten. Auch chronische Schmerzzustände können mit AD behandelt werden.
Serotonerge Antidepressiva	Cipramil® Fluctin® Sertralin	Serotonerge AD wirken zusätzlich auf Angst- und Zwangssymptome.

Tabelle: **Medikamente – Einsatz, Wirkungen und Nebenwirkungen**
(Fortsetzung siehe nächste Seite)

Nebenwirkung	Einsatz bei Borderlinestörung
Abhängig von der Potenz haben Neuroleptika Auswirkungen auf die Bewegungen. Es kann zu einem künstlichen Parkinson-Syndrom kommen, auch Sitzunruhe und Krämpfe sind möglich.	Bei der Borderline- Störung können die gelegentlich kurzzeitig auftretenden psychotischen Episoden mit Neuroleptika behandelt werden. Eine günstige Wirkung ist aber nur für niedrige Dosen beschrieben. Eine langfristige Behandlung hat nur sehr selten einen Nutzen.
Der Vorteil der atypischen Neuro leptika besteht in der geringen Rate von motorischen Nebenwirkungen. Für einige sind Blutbildveränderung und Gewichtszunahme beschrieben. Keine Abhängigkeit.	Wie bei den typischen Neuroleptika.
Die Nebenwirkungen sind zwischen den Präparaten unterschiedlich. Häufig sind Kreislaufstörungen und trockene Schleimhäute.	Depressive Verstimmungszustände.
Blutdruckkrisen, starkes Schwitzen, Schwindel. Vereinzelt sind Absetzprobleme berichtet worden.	Depressive Verstimmung, Angst, Zwangssymptome, Reduktion von Essattacken bei Bulimie.

Gruppe	Beispiel	Wirkung
Phasenprophylaktika	Hypnorex® Lamotrigin	Diese Medikamente werden bei der Manie und als vorbeugendes Medikament bei sich wiederholenden affektiven Erkrankungen eingesetzt. Alle Medikamente wirken auch gegen Impulskontrollstörungen und Aggressivität.
Tranquilizer (Benzodiazepine)	Tavor® Valium® Rohypnol®	Tranquilizer wirken beruhigend, schlaffördernd und ausgleichend. Die Wirkung tritt sehr schnell ein und wird in der Regel als angenehm erlebt.

Nebenwirkung	Einsatz bei Borderlinestörung
Die Nebenwirkungen richten sich nach dem eingesetzten Präparat. Da die therapeutische Spanne gering ist, werden die Medikamente nach Blutspiegel dosiert. Keine Abhängigkeit.	Bei Impulskontrollstörungen, Aggressionen.
Atemstörung. Tranquilizer verlieren nach längerer Einnahme ihre Wirkung. Abhängigkeitsentwicklung nach längerer Einnahme wahrscheinlich.	Wegen möglicher Abhängigkeit nur Einsatz im Rahmen von Ausnahmezuständen und Notfallsituationen.

Anhang

Internetseiten

---

https://balance-verlag.de/product/borderline-verstehen-und-bewaeltigen-begleitbuch/
Hier finden Sie die Übungen dieses Buchs als digitales Downloadmaterial. Das Passwort lautet „borderline-2023“.

Internetseiten für Menschen mit einer Borderline-Persönlichkeitsstörung

www.Borderline-community.de
Nach amerikanischem Vorbild aufgebaute deutschsprachige Seite mit zahlreichen Informationen über die Erkrankung, mit Erfahrungsberichten, Hinweisen auf Kliniken und Adressen lokaler Selbsthilfegruppen. Von einer Betroffenen gestaltet und betreut. Mailinglisten und Chat.

www.Borderline-plattform.de
Von Betroffenen gestaltete Selbsthilfeseite, die auch ein Angebot für Angehörige beinhaltet. Gute Übersicht über die aktuell bestehenden Selbsthilfegruppen und Unterstützung beim Aufbau einer Selbsthilfegruppe. Erfahrungsberichte und Informationen über Selbsthilfe. Chat und Mailinglisten.

www.Borderliners-anonymous.de
Informationen über die BA. Per Post:
Anonyme Borderliner-Interessengemeinschaft (BA), Kontaktstelle: Postfach 40, 50441 Köln (Rückporto beilegen).

www.bpe-online.de
Bundesverband der Psychiatrie-Erfahrenen.

www.nakos.de
Service-Seite des ZDF. Bundesweite Informationen über Selbsthilfegruppen und Ansprechpartner vor Ort.

www.bmas.bund.de
Bundesministerium für Arbeit und Soziales, dort kann der Ratgeber für behinderte Menschen angefordert werden.
Postadresse: Bundesministerium für Arbeit und Soziales, Wilhelmstraße 49, 10117 Berlin.

www.lebe-liebe-lache.com
Eine Selbsthilfezeitung von Betroffenen für Betroffene, Angehörige und Fachleute.

www.Borderlinetrialog.de
»Trialog« bedeutet einen gleichberechtigten Austausch von Betroffenen, Fachpersonen und Angehörigen bzw. Vertrauenspersonen. Ziel ist unter anderem der Abbau von Vorurteilen und ein besseres Verständnis von Borderline aus allen drei Perspektiven. Es finden deutschlandweite Veranstaltungen und lokale Trialoggruppen statt.

Internetseiten für Angehörige von Menschen mit einer Borderlineerkrankung

www.borderline-plattform.de
Informationen und Kontaktmöglichkeiten für Angehörige.

www.rotetraenen.de
Seite vor allem für Angehörige von Menschen, die sich selbst verletzen.

www.bapk.de
Bundesverband der Angehörigen psychisch Kranker.

Materialien zur Förderung der Resilienz bei Angehörigen von Menschen mit psychischen Erkrankungen

https://www.bapk.de/themen/resilienz.html
Der Bundesverband der Angehörigen psychisch erkrankter Menschen e.V. veröffentlichte in Kooperation mit der DAK Krankenversicherung verschiedene Materialien zur Unterstützung von Angehörigen und Freunden von psychisch erkrankten Menschen, um nicht gleichfalls in eine Überforderungssituation zu geraten und mit belastenden Situationen erfolgreich umzugehen. Durch die zusätzlich bereitgestellten Folien und Arbeitsblätter eignen sich die Materialien auch zur Vorbereitung von Schulungen innerhalb der Selbsthilfe. Dabei liegt der inhaltliche Schwerpunkt der Materialien auf der Förderung der Resilienz speziell für die Situation von Angehörigen und Freunden.

Alle Materialien sind kostenlos auf der Internetseite des Bundesverbandes der Angehörigen psychisch erkrankter Menschen e.V. abzurufen.

Fachportale

Internetquellen für den Umgang mit spezifischen Problemstellungen in der Behandlung und Unterstützung von Menschen mit einer Borderlinestörung

Dachverband STEPPS e.V. Förderung und Stabilisierung von Menschen mit Borderline-Persönlichkeitsstörung

https://www.dachverband-stepps.de/

Der Dachverband STEPPS e.V. setzt sich für die Förderung und Stabilisierung von Menschen mit einer Borderline-Persönlichkeitsstörung ein. Hierzu bietet der Dachverband Aus-, Fort- und Weiterbildungen in Therapieverfahren zur Förderung und Stabilisierung von Menschen mit emotionaler Instabilität an. Der Verein vermittelt die für die Therapie von Borderlinepatienten zugrunde liegenden, wissenschaftlichen Erkenntnissen und Therapieformen und bietet Unterstützung bei der Implementierung des Trainingsprogramms STEPPS in ambulanten und stationären Einrichtungen.

Dachverband Dialektisch Behaviorale Therapie e.V.

https://www.dachverband-dbt.de/willkommen

Der Dachverband Dialektisch Behaviorale Therapie e.V. (DDBT e.V.) hat sich zum Ziel gesetzt, eine bessere therapeutische Versorgungslage von Borderlinepatienten in Deutschland, Österreich und der Schweiz zu befördern. Zu diesem Zweck bildet der Verband Ärzte und Psychotherapeuten sowie Angehörige von Sozial- und Pflegeberufen im Bereich der Verhaltenstherapie fort. Zudem bietet der Verband regelmäßig Austausch und Netzwerktreffen sowie eine Übersicht mit allen vom Dachverband zertifizierten Therapeuten und Einrichtungen.

www.hansgunia.de

Informationen über die DBT und Kliniken, die nach dieser Methode arbeiten, und über ein Therapiemodell niedergelassener Psychotherapeuten nach dem DBT-Konzept.

S3-Leitlinie zur Behandlung der Borderline-Persönlichkeitsstörung

Die Deutsche Gesellschaft für Psychiatrie und Psychotherapie, Psychosomatik und Nervenheilkunde (DGPPN) veröffentlichte im November 2022 erstmals eine S3-Leitlinie zur Borderline-Persönlichkeitsstörung, die zahlreiche wissenschaftlich evaluierte Behandlungsempfehlungen beinhaltet, welche von 23 Fachgesellschaften empfohlen und zusammengetragen wurden. Neben Empfehlungen zur Früherkennung der Borderline-Persönlichkeitsstörung empfiehlt die Leitlinie psychotherapeutische Behandlungsformen, die an die Besonderheiten der Borderline-Persönlichkeitsstörung angepasst sind und das soziale Umfeld mit einbeziehen.

Die Leitlinie ist hier frei abrufbar: *https://www.dgppn.de/_Resources/Persistent/84133864d93723edfa4bf6655127a382ee940aa7/*

Multimedia

Persönlichkeitsstörungen – Wer stört wen warum?

Thomas Bock im Gespräch mit Ewald Rahn & Christiane Tilly über Persönlichkeitsstörungen.

https://www.youtube.com/watch?v=O2YTNhzXo-c

um(ge)schau(t) – Paulina berichtet von ihrem Leben mit Borderline

Paulina ist theraphieerfahren. Bereits als Kind hat sie ihre Diagnosen erhalten. Genutzt hat ihr das zu Beginn nicht viel. Es dauerte lange, bis sie eine Therapeutin fand, zu der sie Vertrauen haben konnte. Noch länger dauerte es, bis sie Vertrauen zu anderen Menschen fasste.

Aber sie hat sich auf den Weg gemacht, versucht den alten destruktiven Strukturen etwas Neues, Besseres entgegenzusetzen. Und sie möchte anderen Betroffenen und Angehörigen helfen, Verständnis und Strategien zu entwickeln.
https://www.youtube.com/watch?v=NkP7Fad1iss&t=28s

Borderline und Angehörige

Im Alter von zwölf Jahren ändert sich Sandras Leben gravierend und das mehr oder weniger von einem Tag auf den anderen. Die psychische Erkrankung ihrer Mutter wird akut und übernimmt die Regie über ihr Leben und das ihrer Familie. Für Sandra bedeutet das, sie muss die Verantwortung übernehmen, damit nicht alles zusammenbricht: Sie kümmert sich, während der Vater arbeitet – und er arbeitet viel – um den Haushalt, ihren kleinen Bruder und nicht zuletzt um ihre Mutter. Das alles macht sie heimlich. Es kommt ihr nicht richtig vor, davon zu erzählen. Als sie mit 19 von zu Hause auszieht, um ihr eigenes Leben zu beginnen, muss sie nicht nur mit dem Unverständnis ihrer Umgebung kämpfen. Mit der neuen Freiheit kommen auch die eigenen unbewältigten Ängste.
https://www.youtube.com/watch?v=HT2g2aKQnUc

Podcast Trauma und Träume

»Trauma und Träume« ist ein Podcast von und für Menschen, die mit Traumata leben und dennoch ihre Träume nicht aufgeben. In jeder Episode teilen mutige Menschen ihre persönlichen Geschichten von Traumatisierung und wie sie ihre inneren Wunden heilen konnten, um Selbstliebe und Lebensfreude wiederzuentdecken. Mit inspirierenden und authentischen Gesprächen und Tagebuchaufzeichnungen will …
https://traumaundtraeume.podbean.com/

Literatur

Anders, B. (2006): Ich heiße Berit und habe eine Borderlinestörung. Düsseldorf.

Bateman, A. W.; Fonagy, P. (2008): Psychotherapie der Borderline-Persönlichkeitsstörung. Ein mentalisierungsgestütztes Behandlungskonzept. Gießen.

Blum, N. S.; Bartels, N. E.; St. John, D.; Phohl, B. M. (2013): STEPPS: Das Trainingsprogramm bei Borderline. Köln.

Bohus, M.; Reicherz, M. (2020): Ratgeber Borderline-Störung. Informationen für Betroffene und Angehörige. Bern.

Breil, J.; Sachse, R. (2018): Klärungsorientierte Psychotherapie der Borderline-Persönlichkeitsstörung. Göttingen.

Buck-Horstkotte, S.; Renneberg, B.; Rosenbach, C. (2015): Mütter mit Borderline-Persönlichkeitsstörung. Weinheim / Basel.

Clarkin, J.; Yeomans, F.; Kernberg, O. F. (2017): Übertragungsfokussierte Psychotherapie für Borderline-Patienten (TFP). Stuttgart

Dekkers, H.; Langerhorst, U.; Beck, D. (2001): Borderline-Erkrankungen. Stuttgart.

DGPPN (2022): S3 Leitlinie Borderline-Persönlichkeitsstörung. AWMF-Register Nr. 038 – 015.

Dulz, B.; Herpertz, S. C.; Kernberg, O. F.; Sachsse, U. (2001): Handbuch der Borderline-Störung. Stuttgart.

Dulz, B.; Lohmer, M.; Kernberg, O. F.; Wlodarczyk, O.; Dammann, G. (2022): Borderline-Persönlichkeitsstörung. Stationäre Übertragungsfokussierte Psychotherapie. Bern.

Franz, M.; Lucke, S. (2021): Borderline-Störung. Krisenintervention und störungsspezifische Behandlung. Bern.

GNEIST, J. (2003): Wenn Hass und Liebe sich umarmen: Das Borderline-Syndrom – ein Psychodrama unserer Zeit. München.

GUNDERSON, J. J. (2005): Borderline -Diagnostik, Therapie, Forschung. Bern.

HOFFMANN, M.; MICHAUX, G. (2018). Grenzenlos emotional: Von impulsiv bis Borderline. Köln.

KROG, K. (2021): Integrierte Versorgung bei Borderline-Persönlichkeitsstörungen. Ein DBT-basierter Praxisleitfaden. Göttingen.

KERNBERG, O. F. (1997): Psychodynamische Therapie bei Persönlichkeitsstörungen. Bern u. a.

KNUF, A. (2011): Leben auf der Grenze. Erfahrungen mit Borderline. Bonn.

KNUF, A. (2012): Gesundung ist möglich. Borderline-Betroffene berichten. Bonn.

KNUF, A.; TILLY, C. (2018): Borderline – Das Selbsthilfebuch. Köln.

KOTTWITZ, G.; GOOSS, B. (1994): Integrative Transaktionsanalyse: Die Borderline-Persönlichkeit, Störungsbild und Heilungsprozesse. Berlin.

KREGER, R.; SHIRLEY, J. P. (2015): Das Schluss-mit-dem-Eiertanz-Arbeitsbuch. Für Angehörige von Menschen mit Borderline. Bonn. Ergänzung zum Ratgeber *Schluss mit dem Eiertanz,* mit konkreten Übungen zur Veränderung eingefahrener Muster und Verhaltensweisen.

KREISMAN, J. J. (2020): Die Kunst mit einem Vulkan zu sprechen. Kommunikationstechniken für Angehörige von Menschen mit Borderline. München.

KREISMAN, J. J.; STRAUS, H. (2008): Zerrissen zwischen Extremen. Leben mit einer Borderline-Störung – Hilfe für Betroffene und Angehörige. München.

KREISMAN, J. J.; STRAUS, H. (2012): Ich hasse dich, verlass mich nicht: Die schwarzweiße Welt der Borderlinepersönlichkeit. München.

KROG, K.; REINER, M.; SURPANU, N.; BIERBRODT, J.; SCHÄFER, I.; SCHINDLER, A. (2021): Integrierte Versorgung bei Borderline Persönlichkeitsstörungen. Ein DBT basierter Praxisleitfaden. Göttingen.

LINEHAN, M. M. (2007): Dialektisch-behaviorale Therapie der Borderline-Persönlichkeitsstörung. München.

KRÖGER, C. B.; UNCKEL, C. (2006): Borderline-Störung. Wie mir die dialektisch-behaviorale Therapie geholfen hat. Bern.

LAWSON, C. A. (2018): Borderline-Mütter und ihre Kinder. Wege zur Bewältigung einer schwierigen Beziehung. Gießen.

LEICHSENRING, F. (2003): Borderline-Stile: Denken, Fühlen, Abwehr und Objektbeziehungen von Borderline-Patienten. Bern u. a.

MASON, P.; KREGER, R. (2014): Schluss mit dem Eiertanz. Für Angehörige von Menschen mit Borderline. Köln.

MASTERSON, J. F. (1992): Psychotherapie bei Borderline-Patienten. Stuttgart.

MASTERSON, J. F. (1994): Die Sehnsucht nach dem wahren Selbst. Stuttgart.

MITMANSGRUBER, H. (2020): Die »neue« Borderline-Persönlichkeitsstörung: Dimensionale Klassifikation im DSM-5 und ICD-11. In: *Psychotherapie Forum,* 24, S. 89–99.

MÖHLENKAMP, G. (2006): Was ist eine Borderline-Störung. Antworten auf wichtige Fragen. Göttingen.

PFEIFER, S.; BRÄUMER, H. (2010): Die zerrissene Seele: Borderline-Störungen und Seelsorge. Haan.

Porder, M. S.; Willick, M. S.; Abend, S. M. (1994): Psychoanalyse von Borderline-Patienten. Göttingen.

Rahn, E. (2019): Menschen mit Borderline begleiten. Köln.

Roediger, E. (2018): Schematherapie: Grundlagen, Modell und Praxis. Stuttgart.

Rohde-Dachser, C. (2004): Das Borderline-Syndrom. Bern u. a.

Röhr, H.-P. (2006): Weg aus dem Chaos. Das Hans-mein-Igel-Syndrom oder Die Borderline-Störung verstehen. Düsseldorf.

Rosenfeld, H. (1998): Sackgassen und Deutungen: Therapeutische und antitherapeutische Faktoren bei der psychoanalytischen Behandlung von psychotischen, Borderline- und neurotischen Patienten. Stuttgart.

Rothenburg, A. (2010): Borderlife – Eine Hördokumentation über Borderline Persönlichkeitsstörung. Köln.

Sachse, R. (2020): Persönlichkeitsstörungen verstehen. Köln.

Sachsse, U. (2009): Selbstverletzendes Verhalten. Göttingen.

Sachsse, U.; Herbold, W. (Hrsg.) (2016): Selbst-Verletzung: Ätiologie, Psychologie und Behandlung von selbstverletzendem Verhalten. Stuttgart.

Schmid, U. (2022): Die Komplexe Posttraumatische Belastungsstörung im Erwachsenenalter. In: *Der Nervenarzt,* 93, S. 1176–1184.

Schoppmann, S.; Herrmann, M.; Tilly, C. (2019): Borderline begegnen. Köln.

Schwartz-Salant, N. (2009): Die Borderline-Persönlichkeit: Vom Leben im Zwischenreich. Düsseldorf.

Sender, I. (2000): Ratgeber Borderline-Syndrom. München.

Sendera, A.; Sendera, M. (2009): Borderline – Die andere Art zu fühlen: Beziehungen verstehen und leben. Wien.

Steiner, J. (2006): Orte des seelischen Rückzugs: Pathologische Organisationen bei psychotischen, neurotischen und Borderline-Patienten. Stuttgart.

Steinert, T.; Steib, M.-L., Uhlmann, C.; Tschöke, S. (2014). Stationäre Krisenintervention bei Borderline-Persönlichkeitsstörungen. Bern.

Stiglmayr, C.; Guina, H. (2017): Dialektisch-Behaviorale Therapie (DBT) zur Behandlung der Borderline-Persönlichkeitsstörung. Ein Manual für die ambulante Therapie. Bern.

Sutor, M. (2022): Die Dialektisch-Behaviorale Therapie (DBT). Berlin / Heidelberg.

Taubner, S.; Fonagy, P.; Bateman, A. W. (2019): Mentalisierungsbasierte Therapie. Göttingen.

Tilly, C.; Grefenberg, M. (2015): Expedition Arbeit. Köln.

Tilly, C.; Offermann, A. (2012): Mama, Mia und das Schleuderprogramm. Kindern Borderline erklären. Köln.

Volkan, V. D. (1996): Eine Borderline-Therapie: Strukturelle und Objektbeziehungskonflikte in der Psychoanalyse der Borderline. Göttingen.

Yeomans, F. E.; Clarkin, J. F.; Kernberg, O. F. (2017): Übertragungsfokussierte Psychotherapie für Borderline-Patienten. Stuttgart.

Zitzmann, J.; Rombold, L.; Renneberg, B. (2020): Familiäre Transmission der Borderline-Persönlichkeitsstörung. In: *Der Psychotherapeut,* 65, S. 366–373.